中医妇科常见病证辨证思路与方法

主　编　徐莲薇

副主编　汤倩珏

编　委（按姓氏笔画排序）

王珍贞（上海中医药大学附属龙华医院）　　陈逸嘉（上海中医药大学附属龙华医院）

田立霞（上海中医药大学附属龙华医院）　　赵　莉（上海中医药大学附属龙华医院）

刘慧聪（上海中医药大学附属龙华医院）　　赵　巍（上海中医药大学附属龙华医院）

汤倩珏（上海中医药大学附属龙华医院）　　徐莲薇（上海中医药大学附属龙华医院）

肖　珊（上海中医药大学附属龙华医院）　　郭姗姗（上海中医药大学附属龙华医院）

人民卫生出版社

图书在版编目（CIP）数据

中医妇科常见病证辨证思路与方法 / 徐莲薇主编
. —北京：人民卫生出版社，2020
ISBN 978-7-117-30071-1

Ⅰ.①中…　Ⅱ.①徐…　Ⅲ.①中医妇科学 – 辨证论治
Ⅳ.①R271.1

中国版本图书馆 CIP 数据核字（2020）第 095826 号

| 人卫智网 | **www.ipmph.com** | 医学教育、学术、考试、健康，购书智慧智能综合服务平台 |
| 人卫官网 | **www.pmph.com** | 人卫官方资讯发布平台 |

中医妇科常见病证辨证思路与方法

主　　编：徐莲薇
出版发行：人民卫生出版社（中继线 010-59780011）
地　　址：北京市朝阳区潘家园南里 19 号
邮　　编：100021
E - mail：pmph @ pmph.com
购书热线：010-59787592　010-59787584　010-65264830
印　　刷：北京盛通商印快线网络科技有限公司
经　　销：新华书店
开　　本：710×1000　1/16　印张：15
字　　数：253 千字
版　　次：2020 年 7 月第 1 版　2021 年 12 月第 1 版第 2 次印刷
标准书号：ISBN 978-7-117-30071-1
定　　价：48.00 元

打击盗版举报电话：010-59787491　E-mail：WQ @ pmph.com
质量问题联系电话：010-59787234　E-mail：zhiliang @ pmph.com

《中医常见病证辨证思路与方法丛书》编委会

序一

　　中医学是中华民族文化瑰宝中一颗耀眼的明珠,不仅承载着中国古代人民同疾病做斗争的经验和理论知识,同时也充满了中国优秀的传统哲学思想。这种医哲交融现象是许多学科都不具备的。中医辨证思路是中医学的核心理论之一,是中医临床的灵魂,是每个优秀中医临床医师必须掌握的临床技能。如何用最有效的方法使学习者掌握中医辨证思路是现代中医教育一直探索的课题。

　　为更好地引导学生掌握中医辨证思路,为学生构建系统的中医知识结构,指导中医基础知识灵活应用于中医临床,上海中医药大学附属龙华医院启动了《中医常见病证辨证思路与方法丛书》编写工作,该丛书集合了在中医领域成绩卓著、享有盛名的学者大家,艺精而道明,如杏林大家陈湘君教授、唐汉钧教授,以及龙华医院知名中医专家胡鸿毅教授、肖臻教授、刘胜教授、徐莲薇教授、姜之炎教授、莫文教授、裴建教授亲自负责编写工作。丛书内容涵盖中医内科、中医外科、中医妇科、中医儿科、中医骨伤、针灸等学科,着眼于中医学生临证思路与方法的培养,在常规教材关于疾病概念、病因病机、辨证施治等论述的基础上,系统整合各学科常见病证的知识体系,通过辨证思路图归纳总结诊治流程,通过病例思维程序示范提供诊疗范例。所用医案均经过精心挑选,力求通过名医名家的临证经历为学习者提供更广阔的诊疗思路,医案后辅以作者精心编撰的按语,对学习者在理论与临床实践结合基础上提高中医临床思辨能力大有裨益。全书渊源澄澈,见病知源,寓教于行间,可知其康济之怀。

　　风雨砥砺六十载,辉煌铸就一甲子,恰逢上海中医药大学附属龙华医院60华诞。多年来,医院始终坚持"质量第一、病人至上、继承创新、追求卓越"的使命,秉承"严谨、仁爱、继承、创新"的精神,已成为中医特色鲜明、学科底蕴深厚、岐黄人才辈出,集医疗、教学、科研为一体的现代化的著名综合性中医医院。值《中医常见病证辨证思路与方法丛书》即将付梓,综纪各科,膏泽后学,谨以为序,并祝龙华医院精医卓越,再绘新篇。

徐建光

2020 年 4 月 28 日

序二

　　中医药学是中华民族原创的医学科学,辨证论治是中医教育的核心。为引导学生建立初步的中医辨证思维,2002 年至 2007 年间,上海市名中医陈湘君教授、唐汉钧教授先后领衔编写了《中医内科常见病证辨证思路与方法》和《中医外科常见病证辨证思路与方法》两部教学参考书,为本套丛书的编写奠定了坚实的基础。

　　薪火相承,随着上海中医药大学附属龙华医院近 20 年的学科发展,以胡鸿毅、肖臻、刘胜、徐莲薇、姜之炎、莫文、裴建为代表的各学科青年名医迅速成长,内、外、妇、儿、骨伤、针灸六个学科团队,结合丰富的临床经验和先进的教学理念,高质量地完成了《中医常见病证辨证思路与方法丛书》的编写工作。这既是上海中医药大学附属龙华医院 60 年教育教学成果的展示,也是其 60年学科建设经验的总结。纵观全书具有以下显著特色:

　　编写体例严格遵循中医思维的建构规律。围绕辨证思路与方法,全书以"概述、病因病机"言简意丰以助回顾基本知识,以"辨证注意点和辨证思路"提纲挈领引导学生建构中医思维方法,以"病例思维程序示范"带领学生模拟实践中医思维建构过程,寓妙用于流程导图,寄活变于典型医案,青年医师之辨证思路,至此始明。渐进式的编写设计,符合学生认知规律,有利于其提高学习效率,可谓创中医教育新范本。

　　编写内容诠释了传承与创新并重的内涵。病证选择上,衔接中医执业医师资格考试大纲、中医住院医师规范化培训和专科医师规范化培训细则等最新人才培养要求,补充完善各科常见病证范围;编写内容组织上,既继承总结前人临证经验,又及时融汇编者临证体会,同时还适当引入学科最新进展;编写形式设计上,贯穿全书的思维导图实为本套教参的点睛之笔,而一幅幅充满学科特色的配图更是增强了全书的直观性和形象性。

　　现今医书可谓汗牛充栋,诸青年医师诚难遍阅,值此 60 周年院庆,《中医常见病证辨证思路与方法丛书》即将付梓出版,厚不盈尺,而于各科常见病证揭要提纲,搜辑略备,使读之可遵道得路,开门即见山,堪为中医教育之宝筏也。

　　经过几代中医人的励精图治,上海中医药大学附属龙华医院已发展成为集医疗、教学、科研为一体,中医特色鲜明和中医优势突出的全国著名中医医院,努力实践着"在继承中创新发展,在发展中服务人民"的理念。作为一名龙医人,适逢甲子之年,展阅书稿,凡辨证论候,别具新裁,尤感于怀,及其命序,不辞而书,以寄龙华医院卫生济民之业,培育后学之功!

刘嘉湘

2020 年 4 月 28 日

前言

中医妇科学是一门富有特色的中医临床学科。编写此书的目的在于让读者在学习《中医妇科学》教材的基础上，通过对本书的参考学习，较好地掌握中医妇科常见病证的临床思路，提高中医妇科临床思维能力。

本书以国家卫生和计划生育委员会"十三五"规划教材《中医妇科学》为知识基准，书中共介绍中医妇科常见病证40多个。本书侧重于临床实用性，通过辨证思路、辨证注意点及病例思维程序示范等特色内容，介绍中医妇科常见病证的临床辨证思维方法，用真实的或作者自拟的典型医案加以示范指导；并介绍相关的名医医案或典型案例以进一步加强理解，引用医案均注明出处以备查阅。本书主要供高等中医药院校学生、低年资中医住院医师及广大基层医务工作者参考。通过本书的学习，以期帮助初学者提高中医辨证能力，同时也为中医妇科学临床教学模式改革提供有益的探索。

本书的编者主体是上海中医药大学附属龙华医院妇科的一线临床、教学工作人员，在编写过程中得到了上海中医药大学教务处、龙华临床医学院教学处各级领导的大力支持。鉴于编者认知水平、写作能力的局限，编写时间仓促，本书恐有疏漏、不足之处，敬请各位读者谅解，并提出宝贵意见。

编者

2019 年 10 月

目录

第一章　妇科急症处理

第一节　妇科痛证

【概述】

妇科痛证是以下腹疼痛为主要症状的病证。

【分类】

妇科痛证有急性痛证和慢性痛证两种类型(表 1-1);慢性痛证有周期性和非周期性两种。

表 1-1　妇科痛证类型

	急性痛证	慢性痛证
起病情况	起病较急	起病缓和
疼痛部位	下腹部,痛处固定	双侧下腹,痛处不确定
疼痛性质	刺痛为主,撕裂样痛	胀痛、隐痛,休息可略缓解
体位	侧卧位,蜷缩状	自动体位
伴随症状	发热、恶心、呕吐、冷汗、晕厥	与月经周期相关的可伴随腰骶酸痛,肛门坠胀,月经量多或少,淋漓不尽,闭经;与月经周期无关的可伴有低热,白带增多,尿频,尿急,下肢酸胀,便秘,腹水,消瘦

妇科许多疾病会表现出痛证(图 1-1),女性生殖解剖特点决定了妇科疾病引起痛证的部位主要在下腹部。

【辨证注意点】

1. 分清急性痛证和慢性痛证、有周期性和非周期性痛证,辨病与辨证相结合。

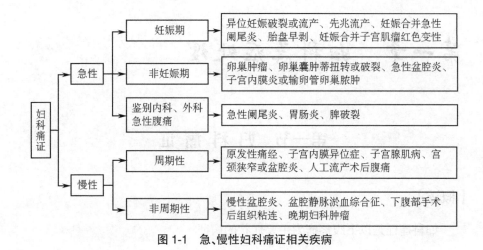

图 1-1　急、慢性妇科痛证相关疾病

2. 询问病史、症状、体征,完善相关实验室检查,结合全身症状及舌脉之征进行辨证。

【诊断和辨证要点】

1. 起病情况　比如黄体破裂多有受外力史,异位妊娠多有停经史。

2. 发病年龄　异位妊娠、盆腔炎性疾病多发生在育龄期女性。

3. 腹痛部位　痛在腹部两侧多属肝;痛在腰骶部多属肾。

4. 腹痛的特点　比如一侧撕裂样疼痛为异位妊娠破裂或者黄体破裂的腹痛;子宫内膜异位症痛经具有渐进性加重的特点。

5. 腹痛程度与性质　根据腹痛性质有助于辨别证候的寒、热、虚、实,病变的脏腑、气血盛衰等。一般疼痛剧烈、拒按、掣痛、绞痛、灼痛、刺痛者多属实;隐隐作痛、坠痛、喜揉喜按者多属虚。痛甚于胀,血块排出疼痛则减轻,或刺痛、持续作痛者多为血瘀;胀甚于痛,时痛时止者多为气滞。绞痛、冷痛而得热痛减者多属寒;灼痛而得热痛增者多为热。

6. 诱发、加重和缓解的因素　比如盆腔炎性疾病后遗症腹痛往往在劳累后、经期或房事后加重。

7. 既往史　例如痛经患者既往可有慢性盆腔炎、子宫内膜异位症或卵巢囊肿等病史。

【相关检查】

1. 妇科检查　外阴:一般无明显变化;阴道:炎性疾病有脓性分泌物发

现;异位妊娠可有血性分泌物;宫颈可有举痛,可见脓性或血性分泌物;宫体常有不同程度压痛,子宫体积可有增大;附件可扪及包块,可伴有压痛。

2. 辅助检查　查血常规、红细胞沉降率了解血象、血沉情况;查妊娠试验明确是否妊娠;查肿瘤标志物排除恶性肿瘤的可能性;查子宫附件 B 超、盆腔 CT 或 MRI 了解盆腔内有无肿块、积血、积液等;甚至行腹腔镜检查明确腹腔内情况。

【治疗】

妇科急性痛证具有发病迅猛,甚则危及生命的特点,因此必须迅速做出救治;在采取缓解疼痛的止痛法之前,必须先明确诊断并进行必要的鉴别,切忌随意使用镇痛剂,以免掩盖病情,造成误诊。

原发性痛经、盆腔炎后遗症、下腹部手术后粘连疼痛等妇科慢性痛证可予中药综合治疗;异位妊娠破裂、黄体破裂、急性盆腔炎等急性妇科痛证则需手术、抗炎等西医治疗;子宫内膜异位症、子宫腺肌病可采用中西医结合治疗;可采用镇痛药物改善晚期妇科肿瘤疼痛患者的生活质量。

妇科痛证的治疗总结如图 1-2 所示。

【病例思维程序示范】

吴某,女,36 岁,因"反复右下腹隐痛 2 年"就诊于 2018 年 11 月 6 日初诊。患者自诉 2 年前取环后反复出现右下腹隐痛、腰酸,劳累后、经期、同房后明显,曾于院外口服金刚藤胶囊、妇科千金胶囊等药物治疗,自述症状无缓解。2018 年 6 月 9 日至外院行子宫输卵管造影:子宫腔正常,双侧输卵管积水可能。患者此次发病以来,无发热恶寒,无恶心呕吐,无阴道出血。舌淡苔薄白,脉细。

患者初潮 14 岁,经期 6 天,周期 25~30 天,末次月经(last menstrual period, LMP):2018 年 10 月 15 日,有痛经史。已婚已育,生育史:1-0-2-1,2006 年顺产一女,曾做人工流产 2 次,末次人工流产时间为 2004 年。

辨证思维程序:

第一步:辨明病情缓急。

患者 36 岁,反复右下腹隐痛 2 年;腹痛的诱因是宫腔操作术(取环后);疼痛的特点是反复出现右下腹隐痛、腰酸,劳累后、经期、同房后明显。因此,本患者罹患慢性腹痛。

第二步:进一步完善妇科检查和实验室检查,明确诊断。

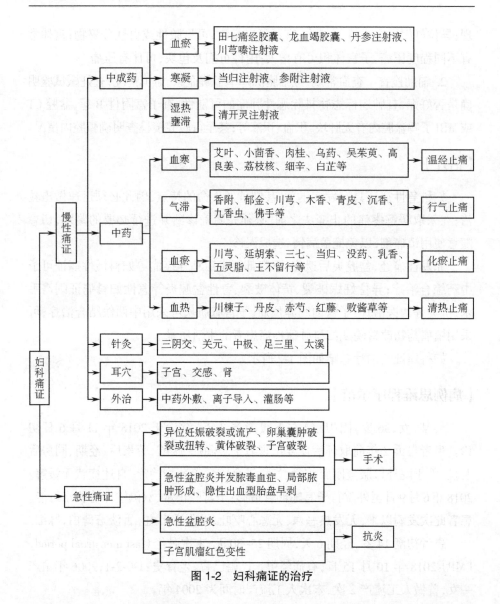

图 1-2 妇科痛证的治疗

妇科检查:右下腹增厚感,压痛;实验室检查:白带检查结果示细菌性阴道炎(BV)(+),解脲脲原体(UU)(+);血常规检查示白细胞计数和分类正常;子宫输卵管造影:子宫腔正常,双侧输卵管积水可能。参合症状、体征、实验室检查,考虑诊断为"盆腔炎性疾病后遗症"。

第三步:根据寒热、虚实、脏腑、气血辨证论治。

患者病起金刃损伤后,肝肾受损,冲任胞宫气血阻滞,兼之病程较长,损及正气,因此为虚实夹杂之证;正虚邪恋,故而在劳累后等身体正气不足之时,或在经期、同房、排卵等胞宫气血动荡之时容易出现冲任气血不和,发为腹痛;患者肝肾受损,腰府不固,因此时时腰酸不适;参合舌脉,证属肾虚血瘀证。治当温补肝肾,化瘀止痛。

处方:黄芪15g,白术12g,赤芍12g,当归12g,川芎9g,熟地12g,仙灵脾15g,补骨脂9g,地鳖虫12g,泽兰12g,制香附12g,延胡索15g,川楝子9g,生米仁30g,炒枳壳12g。7剂。

用法:日一剂,水煎服,分2次服。

（自拟医案）

（徐莲薇）

第二节　妇科血证

【概述】

妇科血证是以阴道流血为主要症状的一种病证。

【辨证注意点】

1. 首先应分辨出血的部位（图1-3）　一般通过阴户、阴道的望诊,结合妇科检查,可以明确出血来自子宫腔（图1-4）、子宫颈或阴道。通过问诊,了解发病的经过,分析出血的原因,进行鉴别诊断。尤其需要区分月经来潮与非月经之阴道流血。

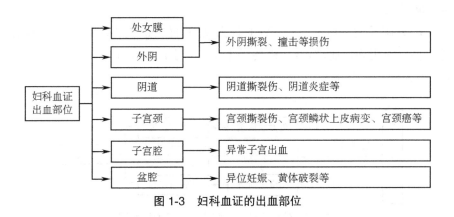

图1-3　妇科血证的出血部位

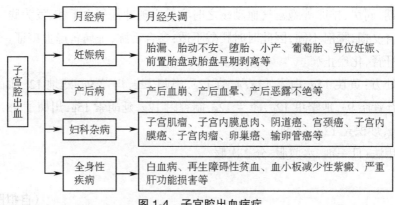

图1-4 子宫腔出血病症

2. 其次辨病情的轻重缓急（图1-5） 根据阴道流血的出血量、出血时间、伴随症状、生命体征、血常规、B超等，辨别病情的轻重缓急。

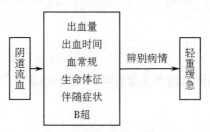

图1-5 辨病情的轻重缓急

【治疗】

治疗以止血为首务，急则治其标，缓则治其本，同时注意采取相应措施，积极预防厥脱。

1. 外阴及阴道血证治疗 针对外力撕裂、撞击造成的外阴、阴道损伤，经过妇科检查明确出血部位后，需要手术止血（图1-6）；由于特定疾病造成的血证，需要治疗原发病。

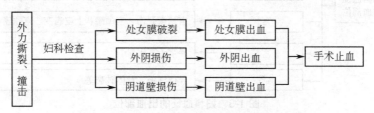

图1-6 外伤性外阴及阴道血证诊治流程图

2. 宫颈疾病血证治疗（图 1-7）

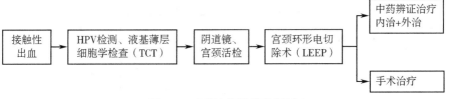

图 1-7　宫颈血证诊治流程图

3. 月经病血证治疗　澄源、塞流、复旧，根据证候的寒热、虚实、脏腑、气血进行辨证论治，止血治疗为主，必要时予以手术或激素治疗。

4. 妊娠病血证治疗（表 1-2，图 1-8）

表 1-2　妊娠病血证的诊治

病名	临床表现	阴道出血量	体征和实验室检查	治疗
胎漏、胎动不安	停经史，阴道出血，下腹隐痛伴下坠感	量少	B 超显示宫内妊娠，胎儿存活；妇科检查宫口未开，子宫大小符合停经月份	中西医结合治疗；肾虚证：寿胎丸；气血虚弱证：胎元饮；血热证：保阴煎；血瘀证：加味圣愈汤或桂枝茯苓丸
堕胎、小产	停经史，下腹阵痛，有或无组织物排出	量较多	B 超显示宫内妊娠，胚胎未见胎血管搏动；妇科检查宫口已开，可见组织物，伴有较多阴道出血	及时行清宫术；中药下胎益母，可用脱花煎
葡萄胎	停经史，阴道出血伴腹痛，有水泡状胎块排出，妊娠呕吐较剧	量时多时少	血 HCG 水平超过相应孕周的正常值；B 超示宫腔内"落雪状"或"蜂窝状"；妇科检查子宫大小大于停经月份	及时行清宫术；根据病理结果、血 HCG 水平进一步治疗
异位妊娠	停经史，阴道出血伴腹痛；异位妊娠破裂可出现剧烈腹痛、晕厥、休克	量或多或少或无	尿 HCG（+）或血 HCG 水平低于相应孕周的正常值；B 超见宫外低回声或包块，盆腹腔积液；腹部检查：一侧下腹部压痛，反跳痛，或移动性浊音（+）；妇科检查：宫颈抬举痛，子宫大小小于停经月份，一侧附件包块、压痛；后穹隆穿刺见不凝血	腹腔内活动性出血，及时手术治疗；稳定期辨病和辨证结合治疗，可用宫外孕Ⅰ、Ⅱ号方杀胚消癥

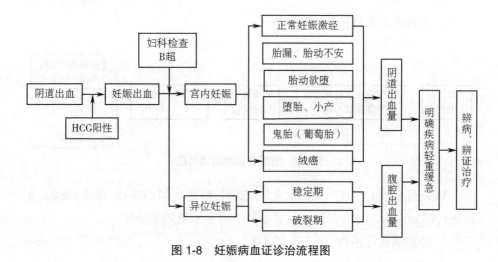

图 1-8 妊娠病血证诊治流程图

5. 产后病血证治疗（图 1-9）

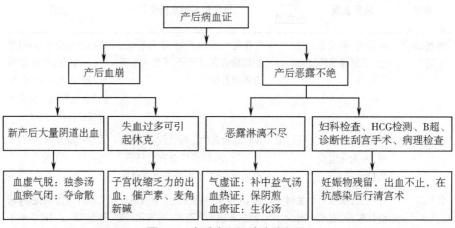

图 1-9 产后病血证诊治流程图

【病例思维程序示范】

王某,女,49 岁,因"月经周期延长、经量增多 1 个月余"就诊于 2019 年 5 月 4 日初诊。患者月经紊乱 3 年,LMP:2019 年 3 月 21 日,量时多时少,迁延不净,4 月 11 日起出现经量显著增加,2 小时满一片夜用卫生巾,色淡,遂查妇科 B 超:子宫多发性肌瘤,内膜厚 12mm。予患者抗炎止血治疗,4 月 22 日出血停止。5 月 2 日阴道再次出血,量多,1 小时满一片夜用卫生巾,患者遂至我院门诊,查血常规:红细胞计数 2.80×10^{12}/L(↓),血红蛋白 51g/L(↓)。妇科检查:外阴:(−),阴道:畅,出血来自宫腔;宫颈:光;子宫:后位,如孕 8 周大小,表面凹凸不平,无压痛;附件:双侧附件区压痛(−)。2018 年 7 月 10 日因月经淋漓半月未净,外院行宫腔镜及诊断性刮宫术,病理提示子宫内膜呈增生期反应。患者刻下面色苍白,气短懒言,胃纳欠佳,舌淡,苔薄白,脉细弱。

患者初潮 16 岁,经期 5~7 天,周期 25 天,量中色鲜无痛经。生育史:1-0-3-1,剖宫产产下一子,16 岁,体健,胎停育后行清宫术两次,2014 年 7 月曾做过人工流产。

辨证思维程序:

第一步:辨明出血部位、病情缓急。

患者 49 岁,正值围绝经期年龄;患者月经紊乱 3 年,本次月经周期延长、经量增多 1 个月余;妇科检查显示阴道流血来自宫腔,子宫增大;实验室检查显示已经出现重度贫血;妇科 B 超:子宫内膜厚 12mm。因此,本患者诊断为:①异常子宫出血,首先考虑排卵障碍性异常子宫出血(AUB-O),②继发性重度贫血。

第二步:进一步完善实验室检查,明确诊断。

可以进一步检查性激素 FSH、LH、E_2、PRL、P、T、AMH 明确卵巢功能;诊断性刮宫明确子宫内膜病变类型。

第三步:根据病情缓急,中西医结合治疗。

根据患者的出血量和已经导致重度贫血的情况,判定患者属于急重症,立刻予以诊断性刮宫术止血并协助明确诊断;术后积极抗炎止血治疗;同时予以中医药治疗。

患者正值七七之年,肝肾不足,冲任失固,因此出现崩漏之证,长时间阴道出血,损及气血,导致气虚血少,故见经色淡、面色苍白、气短懒言、舌淡苔薄白、脉细弱等症;气虚失于固摄,又加重经血妄行。治拟益气养血,固摄失血,方用圣愈汤加减。

处方:生黄芪 15g,党参 15g,白术 12g,白芍 12g,当归 15g,熟地 12g,制香附 9g,蒲黄炭 15g,花蕊石 15g,炒荆芥 15g,艾叶炭 6g,阿胶 9g,砂仁 3g,陈皮 9g,山楂炭 12g,佛手 9g。3 剂。

用法:日一剂,水煎服,分 2 次服。

(自拟医案)

(徐莲薇)

第二章　月经病的诊治

第一节　月经不调

　　月经不调是指育龄期非妊娠妇女异常子宫出血,表现为月经周期、经期或经量异常的一类病证,包括月经先期、月经后期、月经先后无定期、经期延长、月经过多、月经过少6个病证。本节将其分为漏经类、闭经类进行阐述。

一、漏经类月经不调

【概述】

　　1. 月经先期　是指月经周期提前7天以上,或20天左右一行,连续发生2个周期或以上。

　　2. 月经过多　是指月经量多出平时正常经量1倍以上,或超过80ml,但在一定时间内能自然停止,连续2个周期或以上。可引起继发性贫血。

　　3. 经期延长　是指月经持续时间达7天以上,但一般在2周内能自然停止,可伴见月经过多或过少。

【主要病因病机】

　　月经先期的主要病机是血热扰动血海和气虚冲任不固;月经过多的主要病机是气虚、血热或血瘀引起的血海不宁,冲任不固,胞宫失于封藏之职;经期延长的病机与月经过多颇为类似,多责之虚、热、瘀(图2-1)。

【辨证注意点】

　　1. 诊断时应与经间期出血及其他全身性疾病和盆腔器质性疾病所引起的异常出血相鉴别。

　　2. 月经周期提前、经量过多、经期延长三者经常同时出现,证候严重者有发展为崩漏的可能。

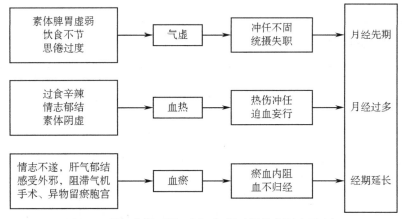

图 2-1 月经先期、月经过多、经期延长的主要病因病机

3. 本病的治疗应遵循"急则治其标,缓则治其本"的原则,按照月经期、非月经期分期论治。

4. 若经中药治疗效果不良,则应给予西药或手术治疗,以免延误病情;继发贫血者应积极纠正贫血。

【辨证思路】

1. 明确诊断,确定证候之寒热、虚实 询问病史、症状、体征,完善相关实验室检查,结合全身症状及舌脉之征进行辨证,明确病因、病位、病证。

2. 鉴别诊断(表 2-1、表 2-2)

表 2-1 月经先期与经间期出血的鉴别

	月经先期	经间期出血
时间	月经周期提前	发生在两次月经之间
出血量	月经量无明显变化	明显少于一次月经量,出血时间较短

表 2-2 经期延长、月经过多与崩漏、癥瘕、血小板减少症、再生障碍性贫血的鉴别

	经期延长	月经过多	崩漏	癥瘕	血小板减少症、再生障碍性贫血
症状	月经周期尚有规律	月经周期尚有规律	月经周期紊乱,非时下血	月经量往往增多	除月经过多外,常有全身的出血症状,如紫癜

续表

	经期延长	月经过多	崩漏	癥瘕	血小板减少症、再生障碍性贫血
出血量	出血持续8~14天,出血能自止	经量多,但能自止	量多如冲或淋漓不尽,往往不能自止	根据癥瘕的大小、部位,出血量有所不同,随着包块增大出血随之增多	出血量多,不能自止
实验室检查	贫血程度较轻	贫血程度较轻	出血时间长,可造成不同程度的贫血	贫血;盆腔B超检查可发现子宫、卵巢的肿物,借助宫腔镜、腹腔镜等可明确诊断	血小板减少症可见血小板明显低于正常;再生障碍性贫血患者出现全血细胞计数下降

3. 辨证论治　本病的治疗重在益气、清热、调经(图 2-2)。

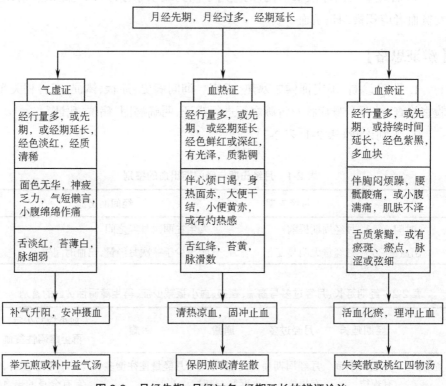

图 2-2　月经先期、月经过多、经期延长的辨证论治

【病例思维程序示范】

杜某,女,24岁,未婚,有性生活,生育史:0-0-0-0。2012年1月26日初诊。患者近1年出现经行时间延长,达8~12天。LMP:2012年1月15日。既往月经13岁初潮,周期:7/33~35天,量中等,色红,夹血块。刻下症:经行12天未净,量时多时少,经色紫黯有血块,小腹胀痛可忍,位置固定,身重无力。舌脉:舌紫黯有瘀斑,脉沉弦涩。

辨证思维程序:

第一步:明确诊断,确定证候之寒热、虚实。

患者月经周期尚规则,行经时间长达12天,属于经期延长。患者处于育龄期,瘀血阻滞冲任胞脉,经脉气机失调,故经期延长。经行涩滞不畅,有块,小腹疼痛;瘀血阻滞,气失生化,则身重无力;舌紫黯有瘀斑,脉沉弦涩皆为血瘀之象。

第二步:可做哪些相关检查。

可以做B超检查,查看是否放置宫内节育器,是否有盆腔炎性疾病或子宫内膜息肉等器质性病变,可以检查性激素水平、凝血功能等,从而明确诊断。

第三步:辨证论治。

因辨证为血瘀证,治当活血化瘀,理冲止血,方选桃红四物汤合失笑散加减。

处方:桃仁9g,红花9g,当归12g,川芎12g,赤芍12g,熟地黄12g,生蒲黄15g,五灵脂9g,茜草6g,海螵蛸15g。7剂。

用法:水煎服,日1剂,分2次服。

(自拟医案)

月经先期、月经过多、经期延长的诊治流程总结如图2-3所示。

【典型医案】

月经量多,经期延长

林某,女,39岁,工人。

初诊:2014年9月30日。

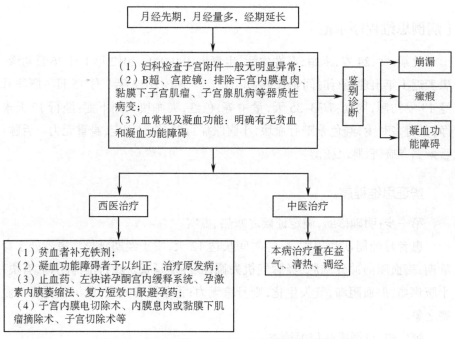

图2-3　月经先期、月经过多、经期延长诊治流程图

患者主诉月经淋漓不净3年余。量多,色淡红,经期10~30天,腹隐痛。外院B超显示:子宫前壁肌瘤,卵巢正常。外院曾因月经淋漓不净行诊断性刮宫术,术后病理示:子宫内膜轻度增生过长。已口服妇康片3个月,目前仍服用妇康片,每天2次,每次4片。妇科检查:子宫增大如孕6周大小。面色苍白,神疲乏力,舌淡,苔薄白,脉沉细。LMP:7月29日~8月27日。生育史:0-0-2-0。证属心脾两虚,冲任失调。治拟补益心脾,益气固冲。

处方:黄芪9g,党参9g,白术9g,当归9g,川芎9g,白芍9g,熟地15g,艾叶9g,藿香9g,砂仁(后下)3g,丹参9g,香附9g,木香9g。7剂。

二诊:10月17日。

LMP:9月27日~10月12日。量多,色红,腰酸,舌淡,苔薄白,脉沉细。证属肾气不足,气血两虚。治拟益气补肾。

处方:黄芪15g,当归9g,白芍9g,熟地15g,丹参9g,香附9g,艾叶9g,木香9g,桂枝6g,白术9g,仙灵脾15g,菟丝子15g。7剂。

三诊:10月25日。

LMP:10月17日至今。量减少,色黯,少腹胀,二便正常。症情同前,治拟益气摄血。

处方:黄芪 15g,当归 9g,白芍 9g,生、熟地各 15g,阿胶 9g,艾叶炭 15g,茯苓 9g,大黄炭 6g,女贞子 9g,旱莲草 15g,枳壳 9g。6 剂。

四诊:11 月 8 日。

LMP:10 月 17 日~10 月 29 日。量较前减少,舌淡,苔薄白,脉沉细。治拟健脾益气养血。

处方:黄芪 15g,党参 9g,白术 9g,茯苓 9g,远志 9g,当归 9g,生、熟地各 15g,木香 9g,砂仁 3g。14 剂。

五诊至十诊,基本如前法增损调治,经量已复正常,诸症皆平。随访子宫肌瘤,未见明显增大。

按语:妇科疾病与脾胃关系密切,调理脾胃在调经中有重要意义。气血为妇人经、孕、产、乳之物质基础,而脾胃为后天之本,水谷之海,气血生化之源,故在临证调经种子时要注重调理脾胃、益气养血,归脾汤是最常用的处方之一。本例患者患病时间较长,月经淋漓不尽,久病不愈造成气血两虚,同时又顾及其有先天性心脏病病史,不宜手术治疗,故中药以健脾益气的归脾汤为首选。方中党参益元气,补脾摄血;白术补脾益气;当归、白芍、川芎、熟地补血调经,加上丹参,又兼可养血安神;木香理气醒脾。全方补脾益气,养心安神。患者久病,阳虚内寒,故见腰酸冷痛。用药时酌情添加艾叶、桂枝、菟丝子、仙灵脾以温补肾阳、固冲任,共收温补脾肾、摄血固冲之效。

(上海市中医文献馆 . 跟名医做临床:妇科难病(二)[M].北京:中国中医药出版社,2011.)

【常用经典方剂、中成药及经验方】

1. 经典方剂

(1) 两地汤(《傅青主女科》)合二至丸(《医便》)

功能:滋阴清热,养血调经。

主治:月经先期(阴虚血热证)。

组成:生地,地骨皮,玄参,白芍,阿胶,麦冬,女贞子,旱莲草。

用法:日一剂,水煎服,分 2 次服。

(2) 补中益气汤(《脾胃论》)

功能:健脾益气,升阳调经。

主治:月经先期(脾气虚证)。

组成:人参,黄芪,白术,当归,陈皮,升麻,柴胡,炙甘草。

用法：日一剂，水煎服，分2次服。

（3）桃红四物汤（《医宗金鉴》）合失笑散（《太平惠民和剂局方》）

功能：活血化瘀，理冲止血。

主治：经期延长（血瘀证）。

组成：桃仁，红花，当归，川芎，赤芍，熟地，蒲黄，五灵脂。

用法：日一剂，水煎服，分2次服。

2. 中成药 补中益气丸，四物合剂，归脾丸。

3. 经验方

（1）八制香附丸（《陈大年论治中医妇科疾病拾萃》）

功能：行血散滞，除寒、热、湿痰。

主治：月经不调（气滞血瘀兼寒、热、湿痰）。

组成：香附，秦艽，丹皮，当归，川芎，白芍，熟地，青皮。

用法：日一剂，水煎服，分2次服。

（2）黑蒲黄散（《陈大年论治中医妇科疾病拾萃》）

功能：升阳补阴，凉血止血。

主治：血崩（虚证）。

组成：炒黑蒲黄，当归，川芎，炒白芍，熟地，生地，丹皮，炒黑荆芥，炒黑地榆，醋炒香附，棕榈灰，血余炭末。

用法：日一剂，水煎服，分2次服。

二、闭经类月经不调

【概述】

1. 月经后期 是指月经周期推后7天以上，甚至3~5个月一行，可伴有经量或经期的异常。

2. 月经过少 是指月经量明显减少，少于平时正常经量的1/2，或不足30ml，或行经持续时间仅1~2天，甚或点滴即净，连续2个周期或以上。

3. 月经先后无定期 是指月经周期或提前或错后7天以上，交替出现，连续发生3个周期或以上。

【主要病因病机】

闭经类月经不调的主要病机有虚、实之分。虚者有肾虚、血虚,实者有血寒、气滞、痰湿等,导致冲任亏虚或邪滞冲任,胞宫藏泄失司(图 2-4)。

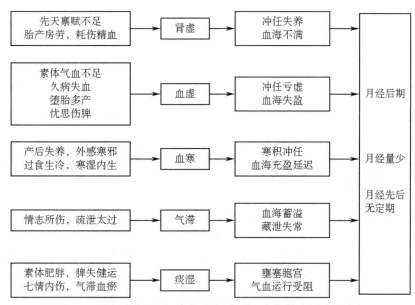

图 2-4　月经后期、月经过少、月经先后无定期的主要病因病机

【辨证注意点】

1. 临床需注意与妊娠相关疾病进行鉴别。

2. 月经量少,则可能形成闭经;月经先后不定期如伴有月经过多、经期延长,则可能发展为崩漏,应及时治疗。

3. 中医辨证论治应分清虚实:虚者补肾益精,养血调经;实者祛瘀化痰,活血通经;虚实兼夹者补虚泻实。

4. 临证时,因女性行经期与非行经期的生理特点不同而治疗各有侧重,非行经期以审因治本为主,行经期以疏利通经为要。

【辨证思路】

1. 明确诊断,确定证候之寒热、虚实　询问病史、症状、体征,完善相关实验室检查,结合全身状及舌脉之征进行辨证,明确病因、病位、病证。

2. 鉴别诊断(表 2-3~ 表 2-5)

表 2-3 月经后期与早孕、病理性妊娠的鉴别

	月经后期	早孕	病理性妊娠
症状	月经过期不至	月经过期不至	月经过期不至
主要体征	B 超检查无宫内、宫外妊娠	血 HCG 水平、尿 HCG 水平升高;B 超探查可见宫内孕囊	同时有不规则阴道流血;B 超显示宫内未发现孕囊
妇科检查	子宫正常大小	子宫增大,与停经月份相符合	子宫大小与正常停经月份不相符

表 2-4 月经过少与经间期出血、激经、胎漏、胎动不安、异位妊娠的鉴别

	月经过少	经间期出血	激经	胎漏、胎动不安	异位妊娠
主要症状	经行血量明显减少,少于平时经量的 1/2,或一次行经总量不足 30ml,或行经时间仅 1~2 天,甚或点滴即净,连续出现 2 个周期或以上	月经周期基本规律,在两次正常月经之间、排卵期前后短时间少量阴道流血	部分女性妊娠早期仍按月经周期阴道少量出血,2~3 天即净,无其他症状,又无损于胎儿,待胎儿渐长,其血自停	妊娠女性,阴道少量出血,时出时止,或伴腰酸腹痛或小腹下坠	停经后阴道不规则少量出血,可伴有下腹隐痛,若异位妊娠破裂,可突发一侧下腹撕裂样疼痛
妇科检查	子宫、附件无明显异常	子宫、附件无明显异常	子宫增大如孕周	子宫增大如孕周	子宫正常大小或稍大,一侧附件区可及包块、压痛

表 2-5 月经先后无定期与崩漏的鉴别

病名	月经先后无定期	崩漏
症状	月经周期紊乱,经期和经量一般无异常	月经周期紊乱,非时下血
出血量及检查	经量多或少,但能自止	量多如冲或淋漓不尽,不能自止

3. 辨证论治 本病治疗原则为虚者补之,实者泻之,寒者温之,痰者化

之,滞者行之,调理冲任、疏通胞脉以调经(图2-5)。

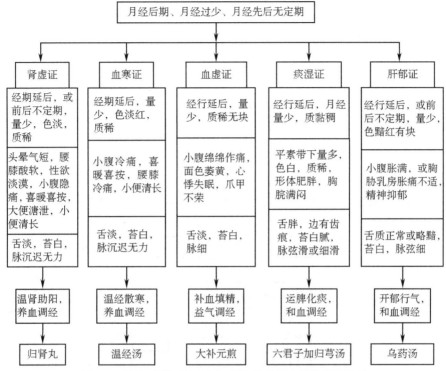

图2-5 月经后期、月经过少、月经先后无定期的辨证论治

【病例思维程序示范】

张某,女,33岁,教师。初诊:2013年7月12日。患者曾做人流3次,末次人流2013年4月,人流后月经推迟6~15天左右,经量少,色淡,腰膝酸软,头晕气短。刻下症:此次月经推迟12天,经量少,每日仅需卫生巾一片左右,经色淡红,小腹隐痛,腰膝酸软。舌脉:舌淡苔薄,脉细弱。

辨证思维程序:

第一步:明确诊断,确定证候之寒热、虚实。

患者月经推迟12天,属于月经后期。经量明显偏少,属于月经量少。患者处于育龄期,多次堕胎,耗伤精血,肾气不足,精血亏虚,冲任失养,血海不满,以致月经后期,月经量少。腰膝酸软,舌淡苔薄,脉细弱皆为肾虚之象。

第二步:可做哪些检查。

可以做 B 超、子宫造影、宫腔镜等检查以确认是否有宫腔粘连,可以检查性激素水平、凝血功能等,从而明确诊断。

第三步:辨证论治。

因辨证为肾虚证,治当补肾填精,养血调经。

处方:熟地 15g,山药 15g,山茱萸 12g,菟丝子 12g,茯苓 9g,当归 9g,枸杞 12g,杜仲 9g。7 剂。

用法:水煎服,日 1 剂,分 2 次服。

（自拟医案）

月经后期、月经过少、月经先后无定期的诊治流程总结如图 2-6 所示。

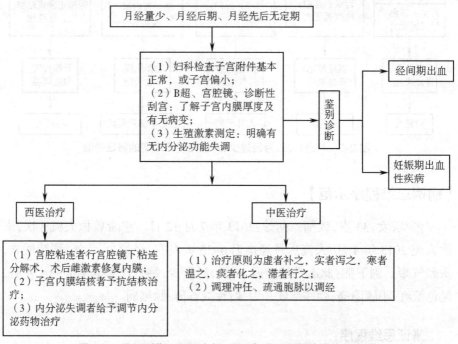

图 2-6 月经后期、月经过少、月经先后无定期的诊治流程图

【典型医案】

武某,女,38 岁。

初诊日期:2009 年 6 月 12 日。

主诉:月经量少伴周期延后 1 年余,停经 2 个月余。

一年前月经量明显减少,周期延后最长达 4 个月。LMP:2009 年 4 月 1 日。腰膝酸软,头晕耳鸣,眠差,夜间时有潮热盗汗及手足心热。平素易怒,纳可,二便正常。舌淡红,苔薄微黄,脉沉细。

3 日前测血清生殖激素:FSH 82.6IU/L,LH 61.89IU/L,E_2 26.4pg/ml。尿HCG(-)。

既往月经量、色、质正常。生育史:G_3P_1,宫内节育器(IUD)避孕。15 岁时曾患腮腺炎。

中医诊断:月经后期伴月经过少。

辨证:肾气不足,精血亏虚,冲任失养。

治法:补益肾气,养血填精,调理冲任。

处方:苁蓉菟丝子丸加减。

肉苁蓉、菟丝子、覆盆子、山药、桑寄生、炒杜仲、炒川续断、淫羊藿、鸡血藤各 15g,山茱萸、枸杞子、当归、干生地、炒香附各 12g。7 剂,每 2 日 1 剂,水煎服,日 3 次。

二诊(2009 年 6 月 27 日):患者服药后自觉腰膝酸软、头晕耳鸣明显减轻,月经仍未潮。上方去淫羊藿、炒杜仲、鸡血藤,加知母、黄柏、茺蔚子各 15g。7 剂,煎服方法同前。

2009 年 7~10 月患者共复诊 6 次,在前方基础上随症加减,2009 年 7 月21 日、8 月 13 日、9 月 12 日均有月经来潮,量可,色红,4~7 天净。9 月 26 日 B超检查示:子宫前后径 3.5cm,内膜 0.6cm,IUD 位置正常,后陷凹深约 1.1cm 无回声区,左卵巢数个小卵泡,最大者 1.4cm×1.1cm。10 月 4 日激素检查示:$E_2$238.6pg/ml,P 5.85ng/ml,FSH 7.79IU/L,LH 7.58IU/L,提示已排卵。停药后随访3 个月,月经每月按时来潮,量可。

按语:本案为月经量少、周期延后逐渐发展而成的卵巢早衰的早期典型案例,医者谨守肾之精气匮乏、冲任虚衰的病机,以补肾益精、养血和血为主,用苁蓉菟丝子丸加减治疗。复诊时根据患者时有潮热盗汗、阴虚内热的病机特点,以知母、黄柏养阴清热,柴胡、路路通等疏肝理气,调治近 4 个月,收到较好效果。

[朱颖.金季玲教授调治月经病经验谈[J].甘肃中医,2010,23(11):13-14.]

【常用经典方剂及中成药】

1. 经典方剂

（1）温经汤（《金匮要略》）

功能：温经散寒，养血调经。

主治：月经后期（虚寒证）。

组成：人参，当归，川芎，白芍，桂枝，丹皮，吴茱萸，法半夏，阿胶，麦冬，生姜，甘草。

用法：日一剂，水煎服，分2次服。

（2）温经汤（《妇人大全良方》）

功能：温经散寒，活血调经。

主治：月经后期（实寒证）。

组成：人参，当归，川芎，白芍，桂心，莪术，丹皮，甘草，牛膝。

用法：日一剂，水煎服，分2次服。

（3）艾附暖宫丸（《沈氏尊生书》）

功能：温经散寒，养血调经。

主治：月经后期（虚寒证）。

组成：黄芪，艾叶，香附，当归，川芎，白芍，官桂，地黄，续断，吴茱萸。

用法：日一剂，水煎服，分2次服。

（4）桃红四物汤（《医宗金鉴》）

功能：活血化瘀，养血调经。

主治：月经过少（血瘀证）。

组成：桃仁，红花，当归，川芎，赤芍，熟地。

用法：日一剂，水煎服，分2次服。

2. 中成药 八珍颗粒，逍遥丸。

（汤倩珏）

第二节 经间期出血

【概述】

在两次月经中间,即氤氲之时,出现周期性的少量阴道出血者称为"经间期出血"。本病相当于西医学的排卵期出血。

【主要病因病机】

本病的主要病机是经间期阴阳转化不协调,损伤阴络,冲任不固,血溢脉外(图2-7)。

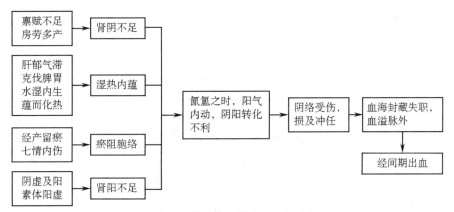

图 2-7 经间期出血的主要病因病机

【辨证注意点】

对于经间期出血的治疗,其重要意义不仅在于止血,经后期预防调理也很重要,以促进阴阳的顺利转化,亦即促进顺利排卵,从而避免经间期再次发生出血。

【辨证思路】

1. 明确诊断,确定证候之寒热、虚实 询问病史、症状、体征,完善相关实验室检查,结合全身症状及舌脉之征进行辨证,明确病因、病位、病证。

2. 鉴别诊断 本病主要与月经先期、月经过少以及带下病中的赤带相鉴别(表2-6)。

表2-6 经间期出血与月经先期、月经过少、赤带的鉴别诊断

	经间期出血	月经先期	月经过少	赤带
主要症状	两次月经中间,一般是月经周期的第12~16天出现少量阴道流血,持续3~5日则自止,月经周期正常	月经周期缩短,小于21天,经量正常,或伴有经量过多、过少	每次月经量均明显减少,甚或点滴而下,月经周期正常	无周期性,持续时间较长或反复发作
妇科检查	子宫、附件无明显异常	子宫、附件无明显异常	子宫、附件无明显异常	可见宫颈糜烂、赘生物
辅助检查	B超显示子宫附件无明显异常;基础体温呈双相,出血多发生在低、高温交替时期	B超显示子宫附件无明显异常;基础体温呈双相,高温期较短,出血发生在高温下降时	B超显示子宫附件无明显异常或内膜薄	宫颈涂片检查可见慢性炎症

3. 辨证论治(图2-8)

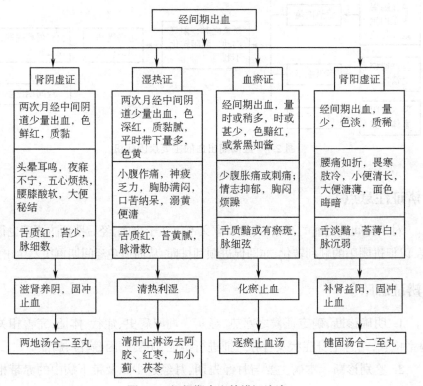

图2-8 经间期出血的辨证论治

（1）治疗原则以氤氲期平衡阴阳为主,促进阴阳的顺利转化。

（2）根据阴阳互根的关系,要注意阳中求阴,补阴不忘阳。

（3）治疗时机重在经后期。一般以滋肾养血为主,热者清之,湿者除之,瘀者化之,阳气虚者补之,经间期出血时酌加固冲止血药物。

【病例思维程序示范】

王某,女,26 岁,已婚。2016 年 6 月 30 日初诊。主因"两次月经中间周期性阴道流血 4 个月"就诊。近 4 个月,每于两次月经中间出现少量阴道流血,量少,色鲜红,质稠,3~5 天净。末次月经 6 月 23 日。月经初潮 14 岁,月经周期 7/30 天,未生育,未避孕。

刻下症:头晕耳鸣,腰膝酸软,手足心热,夜寐不宁;舌红苔少,脉细数。既往无宫颈炎、子宫内膜炎、子宫内膜息肉、子宫肌瘤等病史。近期有生育要求。

体格检查:无明显异常,腹软,无压痛及反跳痛。

妇科检查(安尔碘消毒后):外阴发育正常,阴道通畅,分泌物适中,夹有血丝,无异味,宫颈光滑,宫颈口无明显活动性出血,无宫颈举痛或摇摆痛,子宫前位,正常大小,质中,活动好,无压痛,双附件未扪及异常。

辨证思维程序:

第一步:明确诊断,确定证候之寒热、虚实。

经间期氤氲之时,阳气内动,肾阴不足,虚火内生,虚火与阳气相搏,损伤阴络,冲任不固,则阴道少量出血,色鲜红而质稠;阳亢于上,则头晕耳鸣;虚火扰心,则夜寐不宁,五心烦热;肾虚则腰膝酸软。舌红,脉细数为肾阴不足之征。

第二步:可做哪些检查。

应进一步完善基础体温测定、生殖激素测定、妇科检查及 B 超检查。排除宫颈、子宫宫腔等处的器质性病变。

第三步:辨证论治。

因辨证为肾阴虚证,治当滋肾养阴,固冲止血,方选两地汤合二至丸。

处方:生地 12g,地骨皮 12g,玄参 12g,麦冬 12g,阿胶 9g,白芍 9g,女贞子 12g,墨旱莲 12g。7 剂。

用法:水煎服,日 1 剂,分 2 次服。

（自拟医案）

经间期出血的诊治流程总结如图 2-9 所示。

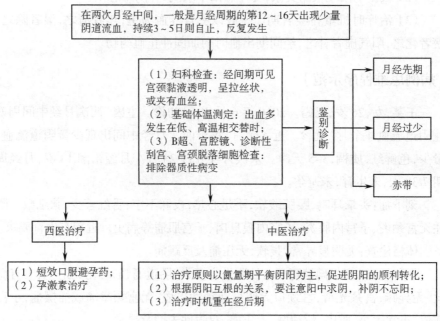

图 2-9　经间期出血的诊治流程图

【典型医案】

夏桂成医案

张某,女,30 岁,工人。

主诉:每于经净后 5 天带下呈棉丝状,夹有血液,伴鼻衄,反复 3 个月。患者既往月经基本正常。25 岁结婚,生育史:1-0-1-1。盆腔检查未见异常。初诊正值经前期,阴道出血,量少,色红,无血块,口干心烦,胸闷乳胀,腰酸,大便不实,自觉腰腿有冷感,舌边紫,苔黄腻,脉细弦。

诊断为经间期出血,证属肝经郁火,治以清肝解郁为主,配合补肾助阳法,温清并用,虚实同调,以丹栀逍遥散加减。

处方:黑当归、赤白芍、山药、丹皮、茯苓、川续断、五灵脂各 10g,紫石英(先煎)12g,钩藤 15g,黑栀子 9g,炒荆芥 6g。药服 5 剂。

行经期去山药、紫石英,加炒蒲黄(包煎)10g、益母草 15g。经后仍感头痛,口干,腰愈酸痛,阴道内仍有极少量咖啡色分泌物,脉细弦,舌质偏红,治以滋阴清热,疏肝化瘀,用二至地黄汤合越鞠丸、失笑散治之。

处方:女贞子、墨旱莲、山药、炒苍白术、蒲黄(包煎)、五灵脂、六一散(包煎)各 10g,牡蛎(先煎)15g,炒川断、太子参各 12g,陈皮 6g,荆芥 5g。

药服 5 剂后,于经间排卵期用补肾促排卵汤。

处方:黑当归、赤白芍、山药、熟地黄各 10g,山萸肉 6g,丹皮、茯苓各 12g,川断、菟丝子、紫石英各 9g,五灵脂 12g,山楂 10g,荆芥 9g。

药后症状趋缓,经前期再按上法图治。服药两个月,病逐告愈。

按语:患者经间期出血量少色红,伴鼻衄,属于血热。从全身症状上来分析,属于肝经郁火。因此在治疗上凉血清热合疏肝解郁,丹栀逍遥散是首选。但全身症状还有肾阳偏虚的表现,而经期间出血的原因主要是阴虚,水不足,不能滋养肝木,气郁化火,故其治疗的重点在于经后期的滋阴清热,疏肝健脾,用二至地黄汤合越鞠丸加减,再根据经间期及经前期的特点予以有针对性的治疗,故能获得较好疗效。

(夏桂成 . 中医妇科理论与实践[M].北京:人民卫生出版社,2003.)

【常用经典方剂及中成药】

1. 经典方剂

(1) 两地汤(《傅青主女科》)合二至丸(《医便》)

功能:滋肾养阴,固冲止血。

主治:经间期出血(肾阴虚证)。

组成:生地,地骨皮,玄参,白芍,阿胶,麦冬,女贞子,旱莲草。

用法:日一剂,水煎服,分 2 次服。

(2) 清肝止淋汤(《傅青主女科》)

功能:清利湿热。

主治:经间期出血(湿热证)。

组成:当归,白芍,生地,丹皮,黄柏,牛膝,制香附,阿胶,黑豆,红枣。

用法:日一剂,水煎服,分 2 次服。

(3) 逐瘀止血汤(《傅青主女科》)

功能:化瘀止血。

主治:经间期出血(血瘀证)。

组成:生地,大黄,赤芍,丹皮,当归尾,枳壳,桃仁,龟甲。

用法:日一剂,水煎服,分 2 次服。

（4）健固汤（《傅青主女科》）合二至丸（《医便》）

功能：补肾益阳，固冲止血。

主治：经间期出血（肾阳虚证）。

组成：人参，白术，茯苓，薏苡仁，巴戟天。

用法：日一剂，水煎服，分2次服。

2. 中成药　血瘀证可使用云南白药化瘀止血。

（汤倩珏）

第三节　崩　漏

【概述】

崩漏是指经血非时暴下不止或淋漓不尽，前者称崩中，后者称漏下，由于崩与漏两者常相互转化，概称崩漏，是月经周期、经期、经量严重紊乱的月经病。

西医学的排卵障碍性异常子宫出血之无排卵性功能失调性子宫出血可参照本病治疗和处理。

【主要病因病机】

崩漏的常见病因有血热、肾虚、脾虚、血瘀等，可概括为虚、热、瘀三个方面；其主要发病机制是劳伤血气，脏腑损伤，血海蓄溢失常，冲任二脉不能约制经血，以致经血非时而下（图2-10）。

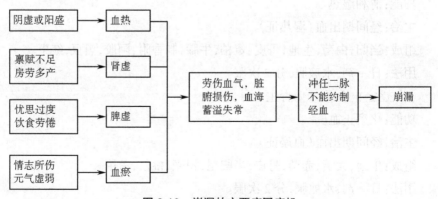

图 2-10　崩漏的主要病因病机

【辨证注意点】

1. 崩漏辨证首先要根据出血的期、量、色、质辨明血证的属性,以分清寒、热、虚、实。

2. 一般而言,崩漏虚多实少,热多寒少。比如发病初期可为实热,失血伤阴即转为虚热。

3. 抓住本病肾虚为主的基本病机,始终不忘补肾治本调经。

【辨证思路】

1. 明确诊断,分清寒、热、虚、实,辨别标本缓急。

(1) 询问病史、症状、体征,完善相关实验室检查,明确诊断。

(2) 根据出血的期、量、色、质辨明血证的属性,以分清寒、热、虚、实。一般经血非时崩下,量多势急,继而淋漓不止,色淡,质稀多属虚;经血非时暴下,血色鲜红或深红,质地黏稠多属实热;淋漓漏下,血色紫红,质稠多属虚热;经来无期,时来时止,时多时少,或久漏不止,色黯夹血块,多属瘀滞。出血急骤多属气虚或血热,淋漓不断多属虚热或血瘀。

2. 鉴别诊断　崩漏应与月经不调、胎漏、异位妊娠、产后出血、赤带、癥痕、外伤,以及全身出血性疾病包括血液病、其他内分泌腺疾病、营养不良、心力衰竭、严重肝肾功能障碍、生殖器官炎症、药物影响等鉴别。

3. 辨证论治(图 2-11)　崩漏的治疗原则为"急则治其标,缓则治其本",应灵活掌握"塞流、澄源、复旧"三法。

塞流:即止血。

澄源:正本清源,即根据不同证型辨证论治。塞流和复旧都需要配合澄源同时进行。

复旧:即固本善后,调理恢复。

(1) 出血期治疗:塞流为主,结合澄源。暴崩之际,急当止血防脱,首选补气摄血法,具体选方用药参见表 2-7:

表 2-7　崩漏出血期的治疗

方药	生脉散	参附汤
组成	人参、麦冬、五味子	人参、附子
适应证	气阴两虚之证	四肢厥逆,脉微欲绝之证

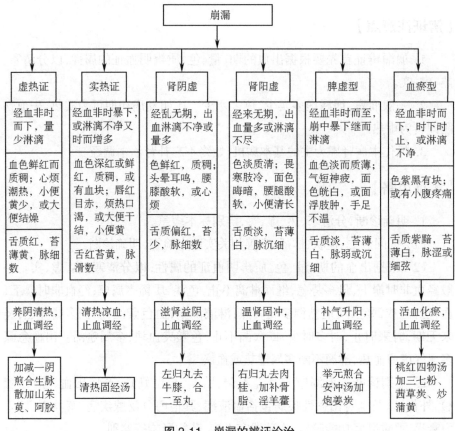

图 2-11 崩漏的辨证论治

血势减缓,按辨证情况塞流与澄源并用。

（2）血止后治疗:复旧为主,结合澄源。

1）辨证求因、治本调经:在崩漏发病过程中,常因病机转化而气血同病,多脏受累,故在治疗过程中除要辨证求因、审因论治外,更要抓住本病肾虚为主的基本病机,始终不忘补肾治本调经。

2）中药调整月经:根据月经周期中脏腑阴阳气血的生理性变化,在月经周期的不同阶段采用不同的治法:行经期注重活血调经,根据经量多少随证用药;经后期注重补益肝肾、养阴填精血,促进卵泡发育成熟;经间期注重理气活血,促进阴阳转化,诱发排卵;经前期注重补肾助阳,维持黄体功能。一般连续治疗 3~6 个周期,因势利导,以达到调整月经周期和恢复排卵的目的。

3）确定复旧的目标:在血止后,根据患者不同年龄重建月经周期,多以补益肝肾为主,佐以理气和血之法。

【病例思维程序示范】

杨某,女,35 岁。初潮 16 岁,既往月经 5/28~30 天,经量一般,色红质稠,无痛经,患者 1 年劳累后开始出现月经紊乱,月经周期为 5~30/15~60 天,3 个月前因"阴道流血 1 个月"在当地医院行诊断性刮宫术,术后病检示:增殖期子宫内膜,术后未予系统治疗。20 天前又开始出现阴道不规则流血,量不多,淋漓不尽,色淡,间断口服止血药无明显疗效,伴气短神疲,面色㿠白,时有面浮肢肿。舌质淡、苔薄白、脉沉细。尿 HCG:阴性。

生育史:1-0-2-1。无生育要求,工具避孕。平时带下或多,质稀。既往体健,否认血液系统疾病,否认高血压、糖尿病、心脏病、乙肝等病史,否认过敏及手术史。

辨证思维程序:

第一步:明确诊断,分清寒、热、虚、实,辨别标本缓急。

患者因劳倦损伤脾气,致使脾虚气陷,统摄无权,冲任失调,不能制约经血而崩漏,故月经紊乱,淋漓不尽;气虚火不足,故经色淡;中气不足,清阳不升,故气短神疲;脾阳不振,则面色㿠白;脾虚水湿不运,泛溢肌肤,则面浮肢肿;舌淡,苔薄白,脉沉细均为脾虚阳气不足之征。故此患者辨证为脾虚,病位主要在脾。

第二步:可做哪些检查。

应进一步完善 B 超检查、血常规、凝血功能检查、卵巢功能及激素测定、血HCG 检查来评估患者的病情,必要时可行诊断性刮宫来明确诊断。

第三步:辨证论治。

因辨证为脾虚证,治当补气升阳,止血调经,方选举元煎合安冲汤加减。

处方:黄芪 15g,白术 12g,生地 9g,白芍 9g,续断 9g,乌贼骨 15g,茜草 6g,龙骨 15g,牡蛎 15g。7 剂

用法:日一剂,水煎服,分 2 次服。

（自拟医案）

崩漏的诊治流程总结如图 2-12 所示。

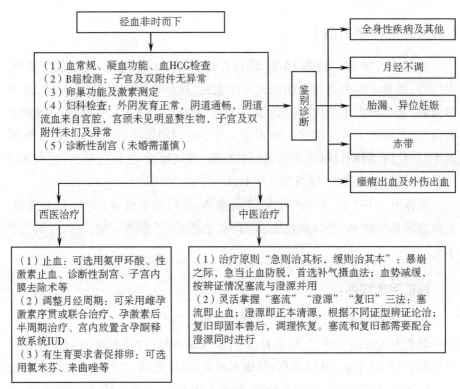

图 2-12　崩漏诊治流程图

【典型医案】

罗元恺医案

司徒某,女,19 岁,未婚。1977 年 11 月 19 日入院。

主诉:阴道流血 1 个多月,伴眩晕、心悸。

患者一向月经紊乱,14 岁初潮,周期一般为 28~40 天,偶见 2~5 个月一潮,持续时间 7~30 日不等,量多,用卫生纸 3~10 包。1976 年 4 月,曾因月经过多住院治疗。

前次月经为 1977 年 5 月,停经 5 个月后,于 10 月 20 日阴道流血,开始时量多如崩,继则或多或少,以后血量逐次减少,色淡红,无瘀块,但淋漓不断,至 11 月 19 日住院观察治疗。症见面色黄黯,眼眶黯黑,头晕目眩,心悸失眠,短气纳呆,腰酸无力,下肢时有抽搐,舌淡嫩,苔薄微黄稍干,脉弦细虚数。

检查:红细胞计数 12.4×10^{12}/L,血红蛋白 68g/L。子宫大小正常,活动好,无压痛,双侧附件未扪及包块。

中医诊断:崩漏。

辨证:脾肾两虚,兼气血不足。

治则:补肾健脾,益气养血。

处方:党参 30g,制首乌 30g,黄芪 30g,白术 25g,续断 15g,鹿角霜 20g,棕榈炭 12g,阿胶(烊化)12g,砂仁(后下)3g。每日一剂,再煎。

吉林参(另炖服)12g

连服 5 剂后,阴道流血减少。因重度贫血,输同血型血 300ml。上方去棕榈炭、鹿角霜、首乌,加菟丝子、桑寄生、乌豆衣、五味子等。11 月 29 日阴道流血完全停止,精神好转,胃纳增进,眩晕、心慌等症改善,依上法再投培脾补肾、益气养血之品以调经。1977 年 12 月 21 日月经复潮,经量中等,6~7 日干净。

其后继续门诊中药治疗 4 个多月,在观察治疗期间,患者月经建立在 28~32 日之间,经量中等。随访一年半,月经一直正常,精神面色均可。

按语:本例为青春期崩漏,崩证与停经交替出现,崩证病势发作时较重,以致气血亏虚,碍及脾肾,气虚则难以固摄,血虚则失于濡养,故治疗当以补肾健脾,益气养血,急则治其标,以塞流为主,大剂量党参、黄芪,甚至吉林参用之,并加鹿角霜、棕榈炭、阿胶温固以摄血,配以输血,终于经血得以止,再投以补益脾肾、益气养血之品,调经善后。

(罗颂平,张玉珍.罗元恺妇科经验集[M].上海:上海科学技术出版社,2005.)

【常用经典方剂及中成药】

1. 经典方剂

(1)加减一阴煎(《景岳全书》)

功能:养阴清热,止血调经。

主治:崩漏(虚热证)。

组成:生地,熟地,麦冬,白芍,知母,地骨皮,甘草。

用法:日一剂,水煎服,分 2 次服。

(2)清热固经汤(《简明中医妇科学》)

功能:清热凉血,止血调经。

主治:崩漏(实热证)。

组成:生黄芩,焦栀子,生大地,地骨皮,地榆,阿胶(烊化),生藕节,陈棕炭,炙龟板,牡蛎粉,生甘草。

用法:日一剂,水煎服,分 2 次服。

(3) 二至丸(《医便》)

功能:滋肾益阴,止血调经。

主治:崩漏(肾阴虚)。

组成:女贞子,旱莲草。

用法:日一剂,水煎服,分 2 次服。

(4) 右归丸(《景岳全书》)

功能:温肾固冲,止血调经。

主治:崩漏(肾阳虚)。

组成:熟地黄,附子,肉桂,山药,山茱萸,菟丝子,鹿角胶,枸杞子,当归,杜仲。

用法:日一剂,水煎服,分 2 次服。

(5) 安冲汤(《医学衷中参西录》)

功能:补气升阳,止血调经。

主治:崩漏(脾虚证)。

组成:黄芪,白术,生地,白芍,续断,乌贼骨,茜草,龙骨,牡蛎。

用法:日一剂,水煎服,分 2 次服。

2. 中成药

(1) 三七末 3~6g,温开水冲服。

(2) 云南白药胶囊:每次 0.5g,每日 4 次,温开水冲服。

(3) 宫血宁胶囊:每次 0.26g,每日 3 次,温开水送服。

【其他疗法】

针灸止血:针刺人中、合谷、断红穴,艾灸百会、神阙、隐白。

(肖 珊)

第四节 闭 经

【概述】

女子年满 16 周岁,月经尚未来潮,或已经建立起月经周期规律后又因病停止 6 个月以上,或根据自身月经周期计算月经停止 3 个周期以上,称为闭经。

【主要病因病机】

闭经的病因病机复杂,归纳起来不外乎虚实两端,虚者血海空虚,无血可下;实者血海阻隔,经血不得下行(图 2-13)。

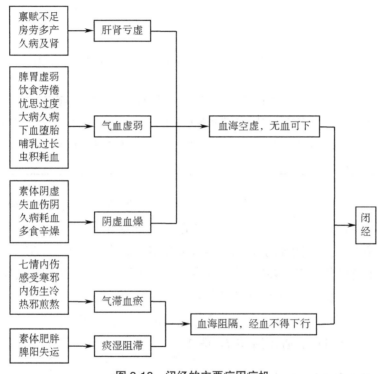

图 2-13　闭经的主要病因病机

【辨证注意点】

1. 全面收集和分析病情资料,已婚妇女须首先排除妊娠。

2. 分清原发性闭经或继发性闭经,排除生理性停经,如妊娠期、哺乳期、绝经后停经。

3. 有针对性地选择辅助检查,进一步明确病理环节和病变部位。

4. 闭经原因复杂、病程较长,属慢性难治性病症,当辨清虚实。

【辨证思路】

1. 闭经的分类（表 2-8）

表 2-8 闭经的分类

类型	原因
子宫性闭经	子宫内膜损伤、子宫内膜炎、子宫切除后或宫腔放射性治疗后、先天性无子宫或子宫发育不良等
卵巢性闭经	卵巢早衰、卵巢抵抗、多囊卵巢综合征、卵巢肿瘤、先天性无卵巢或发育不良、卵巢切除或组织破坏等
垂体性闭经	垂体肿瘤、闭经溢乳综合征、垂体梗死、空蝶鞍综合征等
下丘脑性闭经	精神紧张、体重下降和营养缺乏、剧烈运动、药物减肥、神经性厌食症等
其他内分泌功能异常所致的闭经	甲状腺功能减退或亢进、肾上腺皮质功能亢进、肾上腺皮质肿瘤等

2. 鉴别诊断　继发性闭经首先应与早孕鉴别，尤其是既往有月经后期病史者。早孕停经后可做尿妊娠试验、血清 HCG 测定、B 超检查等以确诊。

3. 辨证要点　闭经的辨证，首当分清虚实。禀赋不足、初潮较晚或月经后期量少而逐渐停闭者，多属虚证；以往月经正常而突然停闭，或伴有痰饮、瘀血等征象者，多属实证。本病以虚证为主，或虚实夹杂、本虚标实。

4. 辨证论治　中医治疗应谨守"虚者补而充之，实者泻而通之"的原则，虚实夹杂者当补中有通，泻中有养（图 2-14）。

【病例思维程序示范】

何某，女，25 岁，已婚，1999 年 3 月 21 日就诊。患者自 17 岁初潮起月经 2~3 个月一行，经量适中，色红有块。素来怯冷，形体较胖。末次月经 1998 年 8 月中旬。现停经 7 个月未行，精神较差，夜尿多，腰酸，白带量多，色白质稀，眠纳可。舌淡红，苔白腻，脉细滑。妇科检查：无明显异常。尿妊娠试验（-），B 超检查：子宫前后径 3.2cm，附件（-）。性激素检查：E_2 20pg/ml，P 0.3ng/ml，T 0.5ng/ml，LH 47U/L，FSH 58.3U/L，PRL 16ng/ml。

辨证思维程序：

第一步：明确诊断，辨清闭经种类。

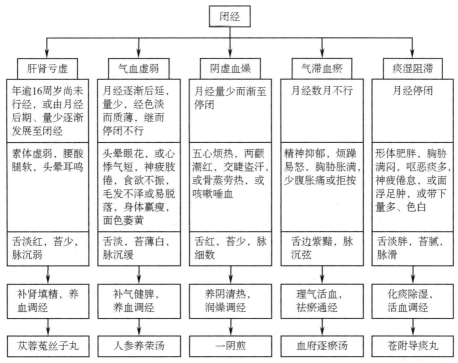

图 2-14　闭经的辨证论治

排除妊娠可能。既往月经 2~3 个月一行,此次停经 7 个月,属继发性闭经。

第二步:可做哪些检查。

妇科检查:无异常,尿妊娠试验(−),B 超及性激素结果提示:卵巢早衰。

第三步:辨证论治。

患者素体肥胖,17 岁方初潮,夜尿多、腰酸等是谓肾中精气不足,肾虚气化失司,湿聚成痰,痰湿阻滞冲任、胞宫,气血运行不畅,冲任壅塞,则月经停闭;痰湿困脾则神疲倦怠,湿浊下注则带下量多;苔白腻,脉滑亦为痰湿之征。可辨证为肾虚冲任失调,兼痰湿阻滞。治拟补肾益冲,活血调经,佐以化痰除湿。

处方:枸杞 15g,巴戟天 15g,鹿角霜 15g,补骨脂 15g,当归 12g,川芎 6g,桃仁 9g,陈皮 6g,菟丝子 12g,川牛膝 12g,鸡血藤 15g,薏苡仁 24g。7 剂。

闭经的诊治流程总结如图 2-15 所示。

【典型医案】

罗元恺医案

杜某,女,22 岁。

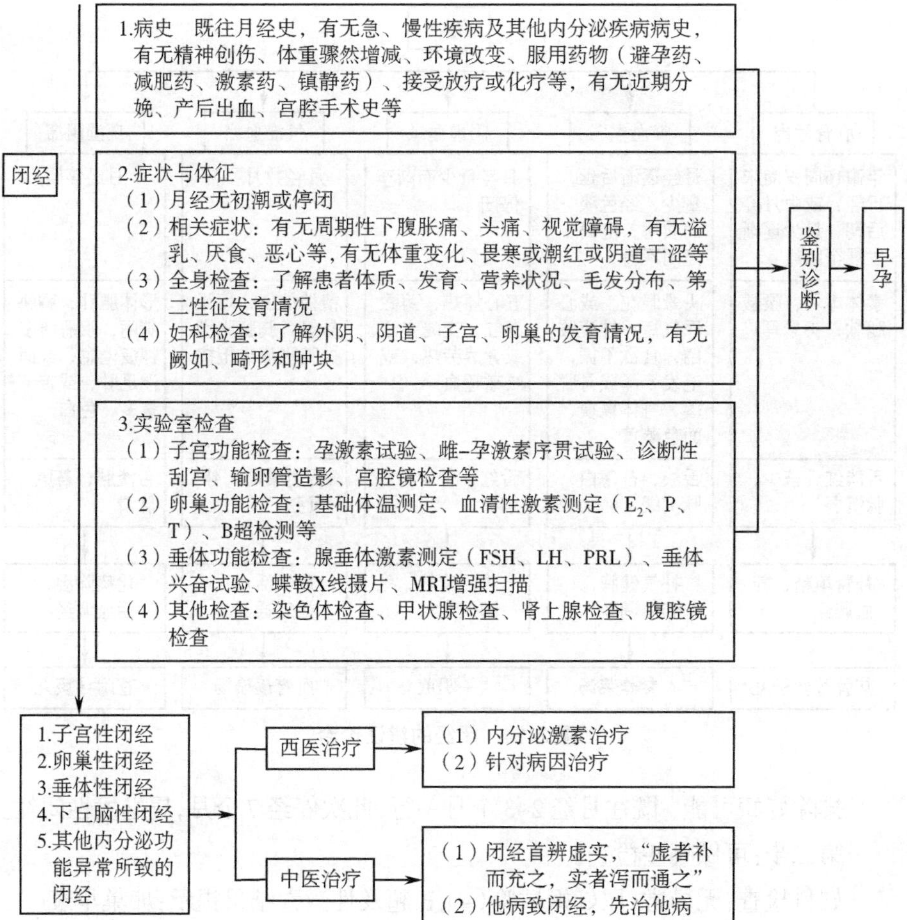

闭经

1.病史 既往月经史,有无急、慢性疾病及其他内分泌疾病病史,有无精神创伤、体重骤然增减、环境改变、服用药物(避孕药、减肥药、激素药、镇静药)、接受放疗或化疗等,有无近期分娩、产后出血、宫腔手术史等

2.症状与体征
(1)月经无初潮或停闭
(2)相关症状:有无周期性下腹胀痛、头痛、视觉障碍,有无溢乳、厌食、恶心等,有无体重变化、畏寒或潮红或阴道干涩等
(3)全身检查:了解患者体质、发育、营养状况、毛发分布、第二性征发育情况
(4)妇科检查:了解外阴、阴道、子宫、卵巢的发育情况,有无阙如、畸形和肿块

3.实验室检查
(1)子宫功能检查:孕激素试验、雌-孕激素序贯试验、诊断性刮宫、输卵管造影、宫腔镜检查等
(2)卵巢功能检查:基础体温测定、血清性激素测定(E_2、P、T)、B超检测等
(3)垂体功能检查:腺垂体激素测定(FSH、LH、PRL)、垂体兴奋试验、蝶鞍X线摄片、MRI增强扫描
(4)其他检查:染色体检查、甲状腺检查、肾上腺检查、腹腔镜检查

鉴别诊断 → 早孕

1.子宫性闭经
2.卵巢性闭经
3.垂体性闭经
4.下丘脑性闭经
5.其他内分泌功能异常所致的闭经

西医治疗
(1)内分泌激素治疗
(2)针对病因治疗

中医治疗
(1)闭经首辨虚实,"虚者补而充之,实者泻而通之"
(2)他病致闭经,先治他病

图2-15 闭经的诊治流程图

初诊:1986 年 10 月 12 日。

症状:该患者向无月经来潮,形体消瘦,矮小如未发育的女孩,乳房平坦,乳晕紫黯,情志抑郁,烦躁,口干,纳差,手心热,无带下,大便秘结,面色晦暗无华,唇红如涂脂,舌红少苔,脉弦细数。

诊断:原发性闭经。

辨证:肝肾阴虚,兼有内热瘀滞。

治法:滋肝肾,清内热。

处方:生地黄 20g,玄参 15g,麦冬 12g,墨旱莲 15g,女贞子 15g,山茱萸 12g,太子参 15g,怀山药 15g,知母 12g,黄柏 10g。

嘱每日 1 剂,水煎 2 次,分服。饮食以清润为宜,注意补充营养,忌辛燥刺激之品。

二诊:服药半个月后燥热症状渐消,五心烦热已解,大便调,舌边红,苔薄白,脉弦细。上方去知母、黄柏,加菟丝子 20g、淫羊藿 6g、肉苁蓉 20g,以稍助肾阳。嘱再服 10 天。

三诊:诸症好转,有少许带下,舌红润,苔薄白,脉弦细。此为阴精渐充之征。宜滋养肝肾,佐以活血通经。

处方:生地黄 20g,麦冬 12g,女贞子 15g,菟丝子 20g,怀山药 20g,丹参 15g,桃仁 12g,茺蔚子 15g,鸡血藤 30g,山楂 12g,麦芽 30g。服 7 剂。

四诊:服药后月经未潮,但胃纳渐进,舌脉同前。拟继续按滋阴、助阳、活血三法治疗。

调治 3 个月后,月经开始来潮,量少,色鲜红。乳房稍丰满,乳晕转淡红,体重增加,性情亦较开朗。其后继续调治半年余,月经来潮数次,但周期较长。嘱用六味地黄丸、乌鸡白凤丸等继续滋肾调经。2 年后随访,身高、体重均有增长,形体稍丰满,月经周期 40~50 天,惟经量偏少。

(罗颂平,许丽绵,邓高丕.中医妇科名家医著医案导读[M].北京:人民军医出版社,2006.)

【常用经典方剂及中成药】

1. 经典方剂

(1)人参养荣汤(《太平惠民和剂局方》)

功能:气血双补。

主治:脾肺气虚,荣血不足。

组成:人参 5g,黄芪 15g,白术 12g,茯苓 12g,远志 6g,陈皮 6g,五味子 6g,当归 12g,白芍 12g,熟地 12g,桂心 3g,炙甘草 9g。

用法:日一剂,水煎服,分 2 次服。

(2)苍附导痰丸(《叶天士女科诊治秘方》)

功能:豁痰除湿,调气活血通经。

主治:形肥痰盛经闭。

组成:苍术 12g,香附 12g,枳壳 15g,陈皮 6g,茯苓 12g,胆南星 12g,甘草 6g。

用法:日一剂,水煎服,分 2 次服。

2. 中成药

(1)肝肾亏虚:平时可用六味地黄丸调理。

（2）气血虚弱：平时可用八珍颗粒调理。

（3）气滞血瘀：平时可用血府逐瘀口服液调理。

（王珍贞）

第五节 痛 经

【概述】

女性正值经期或行经前后，出现周期性小腹疼痛，或痛引腰骶，甚则剧痛昏厥者，称为"痛经"，亦称"经行腹痛"。西医学把痛经分为原发性痛经和继发性痛经。原发性痛经也称为功能性痛经，常不伴有盆腔器质性病变，多见于年轻未产女性。继发性痛经是指由于盆腔器质性疾病引起的痛经，常见于子宫内膜异位症、子宫腺肌病、盆腔炎后遗症、宫腔粘连、宫颈狭窄等疾病。

【主要病因病机】

痛经的主要病机有虚实之分，实为"不通则痛"，虚为"不荣而痛"。常见的病因病机有气滞血瘀，寒湿凝滞，湿热瘀阻，阳虚内寒，气血虚弱，肝肾亏损（图 2-16）。

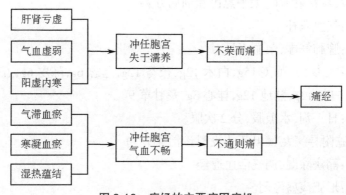

图 2-16 痛经的主要病因病机

【辨证注意点】

痛经的辨证首先当辨识疼痛发生的时间、部位、性质及疼痛程度。实证：

疼痛多发生在经前,经期之初;疼痛程度剧烈,以绞痛,刺痛为主。虚证:疼痛多发生在月经将净或经后;疼痛多为隐隐作痛、坠痛,喜揉喜按。

痛经的治疗原则为调理冲任、胞宫气血为主。其治法分为两步:月经期调血止痛以治标;平时辨证求因以治本,同时应因时制宜,选择最佳治疗时机。实证者应着重在经前5~10天开始治疗,用药以疏通气血为主,重在消除气机之郁滞和血脉之瘀阻,使气血流畅,通则不痛;虚证者则应着重在行经末期和经后3~7天治疗,以养血益精为主,补精血之不足,使得胞宫得以濡养,荣则不痛。

【辨证思路】

1. 明确诊断,确定证候之寒热、虚实,病变的脏腑,气血盛衰等。

询问病史、症状、体征,完善相关实验室检查,结合全身症状及舌脉之征进行辨证,明确病因、病位、病证。明确原发性和继发性痛经。通过四诊辨明虚实,或虚实夹杂。治疗方面遵循"急则治标,缓则治本"的原则,合理使用药物。

2. 鉴别诊断 本病主要应与异位妊娠、胎动不安、卵巢囊肿破裂、盆腔炎性疾病等相鉴别(表2-9)。

表2-9 痛经的鉴别诊断

	痛经	异位妊娠	胎动不安	卵巢囊肿破裂	盆腔炎性疾病
主要症状	经行腹痛,伴恶心、冷汗、腹泻,甚至晕厥	月经过期,少量阴道不规则出血,下腹隐痛,突发撕裂样疼痛	月经过期,下腹胀痛,少量阴道出血	突发下腹痛,从一侧蔓延至全腹	腹痛伴发热,可伴有带下量多、腰腹疼痛等
妇科检查	原发性痛经检查多无异常发现,子宫大小正常;继发性痛经可有子宫增大、压痛,后穹隆触痛,可扪及结节,单侧附件区可扪及包块,活动差,触痛	子宫增大,附件区触及包块,压痛	子宫增大,附件无明显异常	子宫无明显异常,下腹压痛、反跳痛	宫颈举痛,子宫内膜炎者有宫体、附件区压痛
辅助检查	原发性痛经B超多无异常发现;继发性痛经可有子宫增大,单侧附件区囊肿,内见细小光点	尿HCG阳性,B超显示宫内无孕囊,单侧附件区可见混合性包块或孕囊	尿HCG阳性,B超显示宫内妊娠	B超显示附件区混合包块伴盆腔积液	血常规显示白细胞增高,C反应蛋白(CRP)增高,B超可发现单侧附件区有混合性包块形成

3. 辨证论治　本病的治疗原则以调理冲任、胞宫气血为主(图 2-17)。

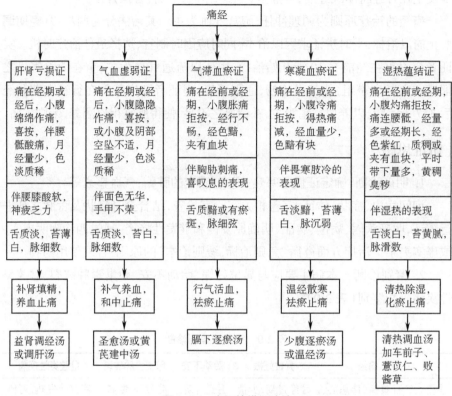

图 2-17　痛经的辨证论治

【病例思维程序示范】

患者,女,27 岁。2018 年 10 月 6 日就诊。主诉:经期腹痛 1 天,伴恶心。LMP:10 月 6 日,今天为月经第一天,经量不多,色黯,有血块,伴阵发性小腹抽痛,恶心,出冷汗,遂来院急诊。患者既往有类似疾病发作史,每逢经期下腹疼痛,口服止痛剂缓解,同时伴有经前乳胀,近期工作压力较大,睡眠欠佳。查体:下腹平软,压痛(+),无反跳痛。生育史:0-0-0-0,未婚未育。B 超检查:子宫双附件未见异常。血常规:无异常发现。舌淡苔白,有瘀斑,脉沉细。

辨证思维程序:

第一步:明确诊断。

患者为年轻的女性,发病正值经期第一天,此次发病有下腹抽痛,伴恶心、冷汗。患者既往有经来腹痛,伴有经前乳胀,月经量不多,夹血块。此次发病正值经期,熬夜加班,饮食失调。首先考虑她是一位痛经的患者;患者舌淡苔白,有瘀斑,脉沉涩,故诊断为痛经,辨证为气滞血瘀证。

第二步:可做哪些检查。

应进一步完善基础体温测定、生殖激素测定及 B 超检查。应确定其月经是否规律,排除妊娠期的腹痛。该患者为经期腹痛,B 超检查可明确是否有子宫增大和附件囊肿,排除子宫腺肌病、子宫内膜异位囊肿。综合以上诊断依据可确诊为痛经(原发性痛经)。

第三步:辨证论治。

在治疗方面,痛经的用药需根据疾病的病因病机,虚者补之,实者泻之。这位女性,属于气滞血瘀证,治法应为理气行滞、化瘀止痛。方药采用膈下逐瘀汤。

处方:当归 12g,川芎 9g,熟地 12g,白芍 12g,桃仁 9g,红花 9g,延胡索 12g,五灵脂 9g,乌药 9g,香附 12g,甘草 6g。7 剂。

方中四物汤养血活血,桃仁、红花活血化瘀,延胡索、五灵脂、乌药、香附理气止痛,甘草缓急止痛。

外治法:针灸中极、足三里、三阴交。

本病宜采用内服加外治,疗效显著。同时,可指导患者加强经期的摄生保健,经前、经后忌生冷,慎起居,避免受寒,均有利于缓解疼痛。

(自拟医案)

痛经的诊治流程总结如图 2-18 所示。

【典型医案】

王大增医案

张某,女,19 岁。

初潮 14 岁,月经规律,周期 30 日左右,约 7 日净。近年来,经来腹痛,经量偏多,夹有血块。LMP:6 月 18 日~6 月 25 日,平时便秘。

初诊:2004 年 7 月 15 日

末次月经 6 月 18 日,经来量多,色红夹块,经前乳胀。胃纳正常,大便秘结,夜寐尚安。舌质黯,脉弦滑。证属气滞血瘀,治拟理气化瘀、温经止痛之法。

处方:黄芪 15g,肉桂 9g,当归 9g,川芎 9g,赤芍 9g,益母草 15g,生大黄

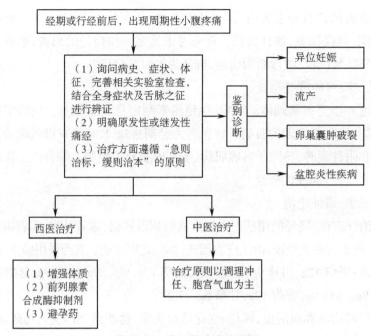

图 2-18　痛经的诊治流程图

6g,延胡索 9g,没药 9g,生蒲黄 15g,五灵脂 9g,炮姜 3g,木香 9g。7 剂。

二诊:8 月 5 日

LMP:7 月 17 日~7 月 23 日,量中,仍有腹痛,但较前好转。PMP:6 月 18 日~6 月 25 日,痛经 3 天,舌脉同前。宗原法续治。

处方:黄芪 15g,生、熟地各 15g,肉桂 3g,当归 9g,川芎 9g,丹参 9g,香附 9g,艾叶 9g,白术 9g,党参 9g,白芍 15g,黄连 3g,甘草 6g。7 剂。

三诊:8 月 30 日

LMP:8 月 16 日~8 月 23 日,量一般,疼痛时间缩短,大便正常。舌淡苔白,脉细。治拟益气补血止痛。

处方:党参 9g,白术 9g,干姜 3g,甘草 6g,陈皮 9g,枳壳 9g,延胡索 9g,当归 9g,白芍 15g,黄芪 15g,肉桂 1.5g,木香 9g,大枣 5 枚。14 剂。

四诊:9 月 27 日

LMP:9 月 16 日~9 月 23 日,经来量中,腹痛明显缓解。舌脉同前,守前法治之。

处方:黄芪 15g,肉桂 3g,当归 9g,川芎 9g,白芍 9g,茯苓 9g,砂仁(后下) 3g,熟地 15g,丹参 9g,香附 9g,党参 9g,白术 9g,甘草 6g,大枣 5 枚。14 剂。

五诊:11 月 24 日

患者因家事停诊 2 个月,经行腹痛又作,但程度较就诊前为轻。LMP:11 月 15 日~11 月 20 日,形寒肢冷。苔白润,脉沉细。治拟温经暖宫,调血止痛。

处方:黄芪 15g,肉桂 3g,党参 9g,白术 9g,茯苓 9g,升麻 6g,柴胡 6g,吴茱萸 3g,当归 9g,赤、白芍各 9g,熟地 15g,丹参 9g,香附 9g,延胡索 9g,桃仁 9g,大枣 5 枚,生姜 5g。14 剂。

六诊:12 月 27 日。

LMP:12 月 17 日~12 月 23 日,经来腹痛明显缓解,量不多,大便一日一行,近感外邪咽痛。故理气调血之上,加用祛风散寒解表之剂,以宣通腠理,另酌加利咽化痰之物。

处方:荆芥 9g,防己 9g,前胡 9g,杏仁 9g,桂枝 4.5g,决明子 15g,甘草 6g,丹参 12g,香附 9g,玄参 9g,首乌 9g,木香 6g。

6 剂获效后,每逢经来前期复诊,随诊 3 个月后,无复发。

按语:患者气血运行不畅,失于调和,气机阻滞,而发痛经,不通则痛,不荣则痛,痛经日久,久病成虚、成瘀,气为血之帅,气虚无力摄血而见月经量多,血瘀日久,凝集成块。王老分平时与经期两步治疗,因时而异。平时予八珍汤益气养血,佐以肉桂温通血脉;久瘀亦化热,少佐黄连清利湿热;大枣、木香行气和胃;甘草调和诸药。经期注重用肉桂、干姜温通,川芎、失笑散活血化瘀,元胡、乳香、小茴香温经散寒,药到痛除。

(上海市中医文献馆.跟名医做临床:妇科难病(二)[M].北京:中国中医药出版社,2011.)

【常用经典方剂、中成药及经验方】

1. 经典方剂

(1)膈下逐瘀汤(《医林改错》)

功能:理气行滞,化瘀止痛。

主治:痛经(气滞血瘀证)。

组成:当归,川芎,赤芍,桃仁,红花,枳壳,延胡索,五灵脂,丹皮,乌药,香附,甘草。

用法:日一剂,水煎服,分 2 次服。

(2)少腹逐瘀汤(《医林改错》)

功能:温经散寒除湿,化瘀止痛。

主治:痛经(寒湿凝滞证)。

组成:小茴香,干姜,延胡索,没药,当归,川芎,肉桂,赤芍,蒲黄,五灵脂。

用法:日一剂,水煎服,分2次服。

(3)清热调血汤(《医林改错》)

功能:清热除湿,化瘀止痛。

主治:痛经(湿热瘀阻证)。

组成:丹皮,生地,当归,白芍,川芎,红花,桃仁,莪术,香附,延胡索。

用法:日一剂,水煎服,分2次服。

(4)温经汤(《金匮要略》)

功能:温经扶阳,暖宫止痛。

主治:痛经(阳虚内寒证)。

组成:吴茱萸,当归,赤芍,川芎,人参,生姜,麦冬,半夏,丹皮,阿胶,甘草,桂枝。

用法:日一剂,水煎服,分2次服。

(5)圣愈汤(《兰室秘藏》)

功能:益气养血,调经止痛。

主治:痛经(气血虚弱证)。

组成:人参,黄芪,当归,川芎,熟地,生地。

用法:日一剂,水煎服,分2次服。

(6)调肝汤(《傅青主女科》)

功能:益肾养肝,缓急止痛。

主治:痛经(肝肾亏虚证)。

组成:当归,白芍,山茱萸,巴戟天,阿胶,山药,甘草。

用法:日一剂,水煎服,分2次服。

2. 中成药　可选择止痛化癥胶囊、益母草冲剂等。

3. 经验方

乌药片(《陈大年论治中医妇科疾病拾萃》)

功能:理气止痛,驱寒散瘀。

主治:痛经(寒凝血瘀证)。

组成:乌药,木香,延胡索,砂仁,香附,吴茱萸,桂心,当归,白芍,生姜,炙甘草。

用法:日一剂,水煎服,分2次服。

【西医治疗】

1. 增强体质,经期注意保暖。

2. 前列腺素合成酶抑制剂:布洛芬口服,氟芬那酸口服,吲哚美辛栓纳肛。

3. 短效避孕药。

【其他治法】

1. 体针　实证用泻法,留针 15~20 分钟。虚证用补法,寒证用温针和灸法。

（1）寒湿凝滞证:中极、水道、地机。

（2）气滞血瘀证:气海、太冲、三阴交、内关。

（3）湿热瘀阻证:次髎、阴陵泉。

（4）气血虚弱证:命门、肾俞、关元、足三里、照海。

2. 艾灸　隔姜灸神阙、命门、关元、足三里、三阴交、肾俞,适用于阳虚寒凝型痛经。

3. 耳针　子宫、卵巢、内分泌、交感、肾、脾、肝。每次选 2~4 穴,用中、强刺激,留针 15~20 分钟。也可用耳穴埋豆或电刺激。适用于各型痛经。

4. 敷脐法　肉桂、细辛、吴茱萸、元胡、乳香各等分,共研细末备用。月经前 3 天,取药粉 2~3g,用醋调成糊状,纳入脐中,外用胶布固定,每 2 日换药 1 次,连用 3 次。适用于寒凝血瘀型痛经。

5. 热熨法　青盐 150g。将盐炒热,用布包好温熨小腹,待不烫皮肤时,包扎于小腹上。适用于寒证痛经。

（汤倩珏）

第六节　月经前后诸证

一、经行乳房胀痛

【概述】

每于行经前后,或正值经期,出现乳房作胀疼痛,或乳头胀痒疼痛,甚则不能触衣者,称为"经行乳房胀痛"。

【主要病因病机】

经行乳房胀痛有虚实之分,实证由于乳房气血运行不畅,"不通则痛",虚证为乳络失于濡养,"不荣则痛"(图 2-19)。

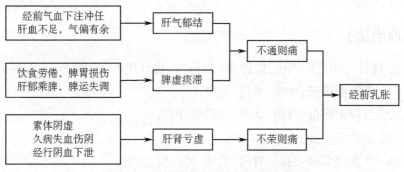

图 2-19　经行乳房胀痛的主要病因病机

【辨证注意点】

本病以行经前后乳房胀痛为主要临床表现,病位可在肝、脾、肾,其周期性发病也多与冲任气血满泄有关,临床辨证需重点辨其虚实属性、脏腑气血病位,并结合全身症状及舌脉之征进行辨证。

【辨证思路】

1. 根据疼痛性质辨虚实

(1)实证:胀痛多见于经前,按之胀满痛甚,经后渐退。

(2)虚证:胀痛多见于经期、经后,以胀为主,按之柔软无块。

2. 鉴别诊断　经行乳房胀痛主要需要与乳房器质性病变相鉴别(表2-10)。

表 2-10　经行乳房胀痛的鉴别诊断

	经行乳房胀痛	乳癖	乳岩
症状	伴随月经周期发作	伴随月经周期发作	不伴随月经周期发作
体征	乳房无包块	乳房扪及片状包块	乳房扪及结块,晚期可伴有乳头凹陷、溢液,表皮呈橘皮样改变

续表

	经行乳房胀痛	乳癖	乳岩
相关检查	乳腺 B 超、乳腺钼靶 X 线检查通常无异常提示	乳腺 B 超、乳腺钼靶 X 线检查可提示乳腺增生、肿块等	乳腺 B 超、乳腺钼靶 X 线检查可提示乳腺增生、肿块等；穿刺活检可明确诊断

3. 辨证论治　本病辨证除辨别脏腑、气血外，还当注意辨其虚实。可结合其发病时间、疼痛性质、疼痛程度、伴随症状及舌脉进行分析（图 2-20）。

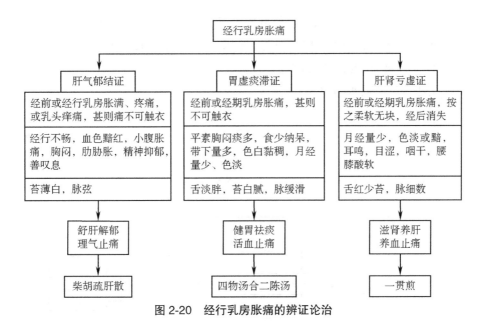

图 2-20　经行乳房胀痛的辨证论治

【病例思维程序示范】

患者 35 岁，已婚已育，经前 2 周乳房胀痛半年，甚则乳头胀痛，不能触衣，伴有精神抑郁，胸闷胁胀，善叹息，平素月经期准，经期 3~5 天，周期 30 天，量中欠畅，色黯红，无痛经。舌淡红，苔薄白，脉弦。查乳腺 B 超：未及明显包块。

辨证思维程序：

第一步：明确诊断，辨清寒热虚实，辨明脏腑、气血、阴阳。

患者精神抑郁，胸闷胁胀，善叹息为肝气郁滞之象。肝郁气滞，气血运行不畅,经前期阴血下注于冲任胞宫,冲气偏盛,循肝脉上逆,肝经气血郁滞,乳络不畅,不通则痛,故见乳房疼痛,并呈周期性表现。肝气郁滞,冲任气血受阻,故经行不畅,血色黯红。舌淡红,苔薄白,脉弦均为肝气郁结之征。故此患者辨证为肝气郁结,为实证。

第二步:可做哪些检查。

可以做乳腺 B 超、乳腺钼靶 X 线检查了解乳腺小叶增生、纤维瘤等器质性病变情况,必要时可行组织活检排除乳腺恶性疾病。

第三步:辨证论治。

因辨证为肝气郁结证,治当舒肝解郁,理气止痛,方选柴胡疏肝散加减。

处方:柴胡 12g,枳壳 12g,香附 12g,陈皮 6g,白芍 12g,川芎 6g,甘草 6g,橘叶 12g,川楝子 12g,延胡索 12g。7 剂。

用法:日一剂,水煎服,分 2 次服。

（自拟医案）

经行乳房胀痛的诊治流程总结如图 2-21 所示。

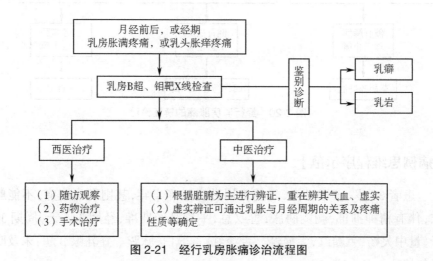

图 2-21 经行乳房胀痛诊治流程图

【典型医案】

蔡小荪医案

王某,34 岁,已婚。

初诊:1996年4月8日。末次月经4月6日。经期尚准,量中色鲜,每行前乳房胀痛,头痛且胀,小腹不适,烦躁易怒,口苦纳少,便艰,三日一解,婚四年未孕。妇检正常,基础体温双相不典型。子宫输卵管碘油造影示:右侧输卵管伞端黏连不通,左侧通而欠畅。脉弦少力,舌边尖红。此乃肝郁气滞,络脉受阻。故先养血理气,疏肝通络。

处方:全当归9g,白芍9g,制香附9g,广郁金9g,路路通9g,王不留行9g,白蒺藜9g,穿山甲9g,皂角刺9g,青陈皮(各)6g,柴胡4.5g。5剂。

二诊:5月6日。末次月经5月3日,经行准期,乳胀头痛均减,小腹酸胀。舌红少苔,脉略弦。再以养血柔肝,理气通络。

处方:全当归9g,白芍9g,制香附9g,广地龙9g,广郁金9g,路路通9g,王不留行9g,青陈皮(各)4.5g,穿山甲9g,乌药4.5g。5剂。

三诊:此次转经,量畅期准,乳胀、头痛、烦躁、腹痛等恙均除。随后基础体温持续上升26天未降,脉滑数,尿HCG阳性,诸疾告愈,身已怀麟。

按语:此例属于经行乳房胀痛范畴,古人谓"胀由乎气",肝郁气滞,气血不畅,经脉壅滞,而见经前乳胀,胸闷胀痛;气郁化火,上攻头目,而见头痛眩晕,口苦烦躁,本案选用了逍遥散加味治疗,方义理血搜络,散热解郁,疏肝和中。

(蔡小荪.中华名中医治病囊秘:蔡小荪卷[M].上海:文汇出版社,2000.)

【常用经典方剂及中成药】

1. 经典方剂

(1)柴胡疏肝散(《景岳全书》)

功能:疏肝解郁,理气止痛。

主治:经行乳房胀痛(肝气郁结证)。

组成:柴胡,枳壳,香附,陈皮,芍药,川芎,炙甘草。

用法:日一剂,水煎服,分2次服。

(2)一贯煎(《柳州医话》)

功能:滋肾养肝,养血止痛。

主治:经行乳房胀痛(肝肾亏虚证)。

组成:沙参,麦冬,当归,生地,川楝子,枸杞子。

用法:日一剂,水煎服,分2次服。

2. 中成药

肝郁化热证：平时可用丹栀逍遥片调理。

（赵　莉）

二、经行头痛

【概述】

经行头痛是指每于行经前后，或正值经期，出现以头痛为主要症状的病证，经后辄止。

【主要病因病机】

素体气血阴精不足，经行之后，气血阴精更亏，清窍失养而致头痛；或由痰、火、瘀之邪，经前、经期随冲气上逆，邪气上扰清窍而致头痛（图 2-22）。

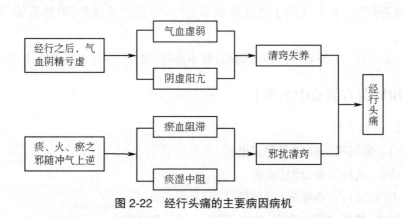

图 2-22　经行头痛的主要病因病机

【辨证注意点】

1. 本病属于内伤头痛范畴，可因脏腑功能失调或痰、火、瘀等病理产物致病，临床辨证需重点辨虚实属性、脏腑气血病位。

2. 根据头痛的性质、部位，结合全身症状及舌脉之征进行辨证，并可结合经络循行路径加减用药。

【辨证思路】

1. 依据头痛特点辨虚实,头痛部位辨经络。

（1）实证:头痛多于经前或经期发生,多呈胀痛或刺痛。

（2）虚证:头痛多在经后或行经将净时出现,多为隐痛。

（3）头痛部位:前额属阳明经,头枕部属太阳经,两侧属少阳经,巅顶属厥阴经。

2. 鉴别诊断

经行头痛可与经行感冒相鉴别:

相同点;两者均可于经期出现头痛不适。

不同点:经行感冒伴有感冒症状,如身热、鼻塞、流涕、咽痒等症状;经行头痛往往无其他症状。

3. 辨证论治　本病临床上有虚实之分,需通过疼痛的时间、性质等来辨虚实,按头痛的部位可辨经络。实证多痛在经前,呈胀痛、刺痛;虚证多痛在经后,呈隐痛。临证需以调理气血为大法,实证予行气活血,虚证予补气养血（图 2-23）。

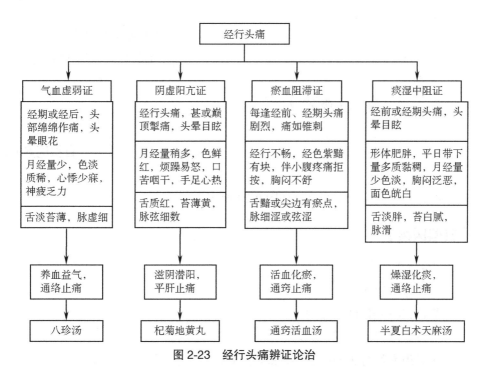

图 2-23　经行头痛辨证论治

【病例思维程序示范】

患者 41 岁,已婚已育,体型偏瘦,近 1 年经行头痛,以巅顶痛为主,伴有烦躁易怒,口苦咽干,手足心热,大便干结。患者平素月经量稍多,6~7 张卫生巾/日,5 天净,周期 30 天,无痛经,生育史:2-0-6-2。舌质红,苔薄黄,脉弦细。

辨证思维程序:

第一步:明确诊断,辨虚实、病位。

患者形体瘦弱,多次流产,耗伤阴血,精血不足。经期经血下注于冲任,则阴虚更甚,阴不制阳,阳气上亢,扰动清窍,巅顶为肝经循行之处,故致经行头痛,头晕目眩;阴虚阳亢,热扰冲任,则月经量多;肝阳上亢则烦躁易怒;阴虚而生内热,可见口苦咽干;阴虚少津,虚热内扰肠道,故见大便干结。舌脉俱是佐证。故此患者辨证为经行头痛,阴虚阳亢证。

第二步:可做哪些检查。

经行头痛大部分并不合并器质性病变,但对于顽固头痛或头痛剧烈者当完善头颅 CT 检查、脑血流检查、椎动脉造影等以排除神经系统及脑血管疾病。

第三步:辨证论治。

因辨证为阴虚阳亢证,治当滋阴潜阳,平肝止痛,方选杞菊地黄丸加减。

处方:熟地 12g,山茱萸 12g,山药 12g,茯苓 12g,丹皮 12g,泽泻 12g,枸杞子 12g,菊花 12g。7 剂。

用法:日一剂,水煎服,分 2 次服。

（自拟医案）

经行头痛的诊治流程总结如图 2-24 所示。

【典型医案】

李祥云医案

贾某,女,34 岁。

初诊:2013 年 11 月 2 日。

主诉:经行头痛 3 年。

患者患有经行头痛已 3 年,源起于 3 年前服避孕药之后。每次经行头痛,

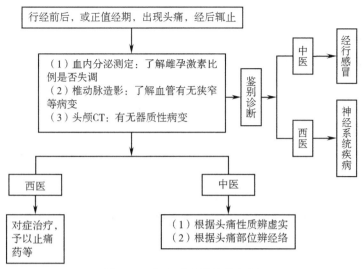

图 2-24 经行头痛诊治流程图

近来症状明显加剧,头痛时需服止痛片,才暂时得以缓解。因无积极治疗,目前非经期也出现头痛,经行头痛更剧,伴恶心呕吐,经行量少,同时感觉阴痒,白带检查发现有滴虫,经净后阴痒加剧,平时大便秘结。苔薄,脉细。

月经史:月经 16 岁初潮,周期 2/28 天,量少,夹血块,色黯红。末次月经:10 月 27 日,行经 3 天。生育史:1-0-1-1。

中医诊断:经行头痛;西医诊断:经前期综合征。

病机:血虚阳亢,肝阳上扰清窍而致头痛。

治则:养血益冲,平肝止痛。

处方:当归 9g,川芎 6g,鸡血藤 15g,淫羊藿 15g,生地、熟地各 12g,川楝子 12g,怀山药 12g,香附 12g,潼蒺藜、白蒺藜各 12g,白芷 9g,蔓荆子 12g,全蝎 3g,桑叶 12g,石决明 30g,芦荟 6g。

二诊(2013 年 11 月 24 日):经水将行,前天起头痛又作,以枕后骨为主,两目胀痛,经行乳胀。既往头痛服布洛芬好转,此次未服西药,口干便秘好转。苔薄,脉细。

治则:养血活血,平肝止痛。

方药:当归 9g,川芎 6g,桃仁 9g,红花 9g,香附 12g,赤芍 9g,川楝子 12g,熟地 12g,泽兰 9g,泽泻 9g,益母草 30g,苏木 9g,凌霄花 9g,鬼箭羽 12g,蔓荆子 12g,荷叶 9g,全蝎 6g,蜈蚣 6g,芦荟 6g,橘叶、橘核各 9g,密蒙花 12g。

三诊(2013 年 12 月 24 日):末次月经 11 月 27 日,经量较前增多,头痛明显改善,口干,双眼干涩,自述受寒感冒咳嗽,苔薄,脉细。

处方:当归 15g,菟丝子 12g,鸡血藤 15g,淫羊藿 30g,肉桂 3g,枸杞子 15g,熟地 12g,肉苁蓉 12g,炒荆芥、炒防风各 9g,鱼腥草 30g,白芷 9g,潼蒺藜、白蒺藜各 12g,女贞子 12g,桑叶 12g,菊花 9g,芦荟 6g,全蝎 6g,青葙子 9g。

以后根据上方又就诊 1 次,4 个月后随访,经行头痛愈,未再复发。

按语:李祥云教授认为:"经行头痛发生的原因大致有四。一为血虚,血虚者脑失所养而头痛。二为肝火,经行时,冲脉之气偏旺,肝气之火随冲脉之气上逆至头而头痛;或血虚阳亢,肝阳扰清窍而头痛;或郁怒伤肝,气郁化火,肝火上扰致头痛。三为痰湿,痰湿阻滞,湿浊上蒙清窍而头痛。四为血瘀,情志不舒,气机不畅,血行受阻,头脑脉络不通畅,瘀阻于头脑而头痛。"

(李祥云,马毓俊.李祥云妇科疑难病诊疗笔谈[M].上海:上海科学技术出版社,2019.)

【常用经典方剂及中成药】

1. 经典方剂

(1)八珍汤(《正体类要》)

功能:养血益气,通络止痛。

主治:经行头痛(气血虚弱证)。

组成:当归,川芎,白芍,熟地,人参,白术,茯苓,炙甘草。

用法:日一剂,水煎服,分 2 次服。

(2)通窍活血汤(《医林改错》)

功能:活血化瘀,通窍止痛。

主治:经行头痛(瘀血阻滞证)。

组成:赤芍,川芎,桃仁,红花,老葱,麝香,生姜,红枣。

用法:日一剂,水煎服,分 2 次服。

(3)半夏白术天麻汤(《医学心悟》)

功能:燥湿化痰,通络止痛。

主治:经行头痛(痰湿中阻证)。

组成:半夏,白术,天麻,茯苓,橘红,甘草,生姜,大枣。

用法:日一剂,水煎服,分 2 次服。

2. 中成药

(1)气血虚弱:平时可用八珍颗粒调理。

（2）阴虚阳亢：平时可用杞菊地黄丸调理。

（赵　莉）

三、经 行 感 冒

【概述】

每于行经前后，或正值经期，出现感冒症状，经后逐渐缓解者，称"经行感冒"。

【主要病因病机】

感受风邪为本病的主要病因，素体气虚，卫阳不密，加之经行阴血下注胞宫，血室正开，腠理疏松，风邪易于乘虚而入，或素有伏邪，故此病随月经周期而发（图 2-25）。

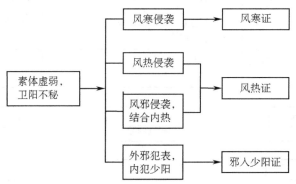

图 2-25　经行感冒的主要病因病机

【辨证注意点】

1. 本病以体虚为本，病因为感受风邪，辨证当注重分清寒热、表里，并依据辨证分型，分予辛温、辛凉解表剂，并当顾及经期血虚的特点，用药不宜太过猛烈。

2. 非经期可针对患者素体虚弱，或气血不足，或有伏热、痰热病史的病本进行治疗。

【辨证思路】

1. 明确诊断,抓主症以辨寒热　本病主要依据症状、体征及舌脉来辨风寒、风热,并注意患者出现寒热往来、胸胁苦满,默默不欲饮食等典型的"小柴胡汤证"证候时要考虑为邪入少阳证。

2. 鉴别诊断　可同经行头痛、经行身痛相鉴别:经行头痛、经行身痛虽有经行头痛、身痛的证候,但无发热恶寒之表证。

3. 辨证论治　本病以体虚为本,感受风寒、风热或邪入少阳是本病主要病因,临证需以辨清寒热、表里,分别予以辛温解表、辛凉解表,并辅以和血益气、固卫祛邪为要(图 2-26)。

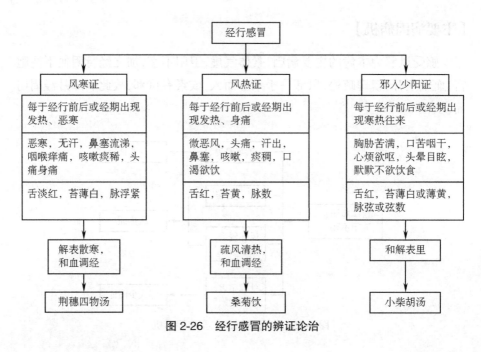

图 2-26　经行感冒的辨证论治

【病例思维程序示范】

患者 32 岁,已婚已育,于 2019 年 3 月 10 日就诊。近半年每于经期出现发热恶寒、鼻塞流涕,经期 5 天净,周期 30 天,经量偏多,经色淡红,无血块,无痛经,末次月经 2 月 15 日,量多如常,伴发热恶寒,无汗,流少量清涕,咳嗽痰稀,头身疼痛,纳可,寐安,二便调。舌淡红,苔薄白,脉浮紧。患者查血常规、CRP 正常,测体温 37.2℃。

辨证思维程序:

第一步:明确诊断,辨清寒热、表里,辨明脏腑、气血、阴阳。

患者素体月经量多,耗伤气血,气血不足,卫表不固,经期阴血下注冲任胞宫,正气愈虚,易于感受外邪。风寒束表,卫阳被郁,故见恶寒发热,无汗;脉络失和则头痛,身痛;风寒上受,肺气不宣,故流清涕,咳嗽;舌淡红,苔薄白,脉浮紧均是表证之象。

第二步:可做哪些检查。

可以做血常规、CRP 检查了解有无感染迹象。

第三步:辨证论治。

因辨证为风寒证,治当解表散寒,和血调经,方选荆穗四物汤。

处方:荆芥 12g,白芍 12g,熟地 12g,当归 12g,川芎 9g,防风 12g,桔梗 9g。7 剂。

用法:日一剂,水煎服,分 2 次服。

(自拟医案)

经行感冒的诊治流程总结如图 2-27 所示。

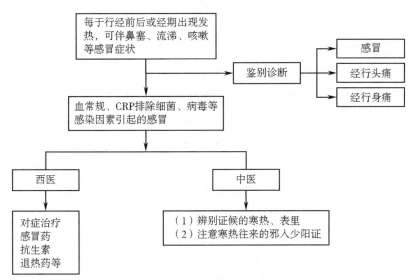

图 2-27　经行感冒诊治流程图

【典型医案】

陈林兴医案

患者,女,25 岁。

初诊:2016 年 2 月 2 日。

主诉:经前恶寒、发热、身痛 3 个月,加重 2 个月。

患者 14 岁月经初潮,平素周期为 4~6/29~32 天,量少,色淡红,无血块,经行无小腹疼痛。末次月经 2016 年 1 月 31 日至今。3 个月前无明显诱因于经前 3 天出现恶寒、发热、身痛、鼻塞、流清涕等症状,自服"三九感冒灵颗粒",月经干净后诸症渐退。近 2 个月,行经前上述症状再发且加重。患者平素饮食、睡眠正常,大、小便正常。查体:舌淡红,苔薄白,脉浮紧。

西医诊断:上呼吸道感染。

中医诊断:经行感冒,属外感风寒证。

治宜辛温解表,养血调经。方予益气养血方合荆防达表汤加减。

处方:太子参 15g,熟地黄 15g,当归 15g,白术 15g,茯苓 15g,白芍 15g,川芎 15g,枸杞子 15g,菟丝子 15g,炒荆芥 15g,防风 15g,葱白 15g,生姜 10g,甘草片 5g。3 剂。

每剂药头煎加冷水 700ml,浸泡 20 分钟,文火煮沸 30 分钟,取汁 200ml;第 2~4 煎各加开水 500ml,文火煮沸 30 分钟,取汁 150ml。将 4 次所得药液混匀,分 4 次温服,每日服 2 次,每剂服 2 天。

二诊(2016 年 3 月 1 日):本月月经今日来潮,恶寒、发热、身痛症状不明显,仅稍感鼻塞、流清涕。继服益气养血方合荆防达表汤加减 3 剂。

三诊(2016 年 4 月 15 日):末次月经为 2016 年 4 月 2 日 ~2016 年 4 月 6 日,月经量较前增多,未出现感冒症状。继服益气养血方加减 3 剂以巩固治疗。

按语:此例属于经行感冒外感风寒之证。患者平素气血亏虚,冲任血海不盈,故月经量少,色淡红。经期阴血下注冲任胞宫,气血愈亏,正虚邪犯,易于感受外邪,故每于经前发作。风寒束表,卫阳被郁,故见恶寒发热;脉络失和,则见身痛;风寒上受,肺气不宣,故流清涕;舌淡红,苔薄白,脉浮紧均是表证之象。故病时予辛温解表佐以养血调经以治其根本,平时当予益气养血方加减以巩固、预防。调治 3 个月后诸证渐愈。

[胡泽蓉,欧燕,高青.陈林兴教授治疗经行感冒经验[J].中医研究,2019,32(11):41-44.]

【常用经典方剂及中成药】

1. 经典方剂

（1）桑菊饮（《温病条辨》）

功能：疏风清热，和血调经。

主治：经行感冒（风热证）。

组成：桑叶，菊花，连翘，薄荷，桔梗，杏仁，芦根，甘草。

用法：日一剂，水煎服，分2次服。

（2）荆穗四物汤（《医宗金鉴》）

功能：解表散寒，和血调经。

主治：经行感冒（风寒证）。

组成：荆芥，白芍，熟地，当归，川芎。

用法：日一剂，水煎服，分2次服。

（3）小柴胡汤（《伤寒论》）

功能：和解表里。

主治：经行感冒（邪入少阳证）。

组成：柴胡，黄芩，人参，法半夏，甘草，生姜，大枣。

用法：日一剂，水煎服，分2次服。

2. 中成药

（1）邪入少阳证：可用小柴胡汤调理。

（2）素体虚弱：平时可用玉屏风散调理。

（赵　莉）

四、经 行 发 热

【概述】

每值经期或行经前后，出现以发热为主证者，称"经行发热"，亦称"经病发热"。

【主要病因病机】

　　本病的主要病机是气血营卫失调。妇人以血为本,月经乃血所化,值经行或行经前后,阴血下注于冲任,易使机体阴阳失衡,若素体气血阴阳不足,或经期稍有感触,即诱发本病。临床常见有阴虚、气虚、肝郁、血瘀证(图 2-28)。

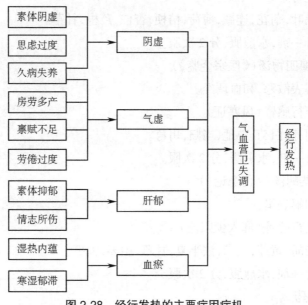

图 2-28　经行发热的主要病因病机

【辨证注意点】

　　1. 根据患者发病时的伴随症状:头晕目眩、口苦咽干、乳房胀痛、烦躁易怒,结合舌脉之征进行辨证。

　　2. 重视患者的情志因素、禀赋、体质以及其他病史、生育史、月经史等情况。

【辨证思路】

　　1. 辨证时须审因论治　根据发热的时间、性质以辨阴、阳、虚、实。大抵发热在经前者多为实,以肝郁、血瘀者多见;发热在经后者多为气虚、阴虚;发热无时为实热,潮热有时为虚热,乍寒乍热为血瘀,低热怕冷为气虚。还应注意结合月经的量、色、质,全身兼证及舌脉综合分析。

2. 鉴别诊断 本病应与经行感冒、热入血室等相鉴别,鉴别要点见表 2-11。

表 2-11 经行发热与经行感冒、热入血室的鉴别诊断

	经行发热	经行感冒	热入血室
定 义	每逢经期前后以发热为主证	经期前后伴发感冒	妇人血室正开时,邪热乘虚入里与血相搏结
症状	经期前后以发热为主要或唯一症状	以外感表证为主,伴见恶寒、鼻塞、流涕	热型多为寒热往来,或寒热如疟,可伴有神志症状,昼则明了,暮则谵语,或胸胁满,如结胸状,谵语
与月经周期的关系	与月经周期相关,周期性发作	随月经周期发作	发病虽与月经有关,但不呈周期性反复发作

3. 辨证论治(图 2-29)

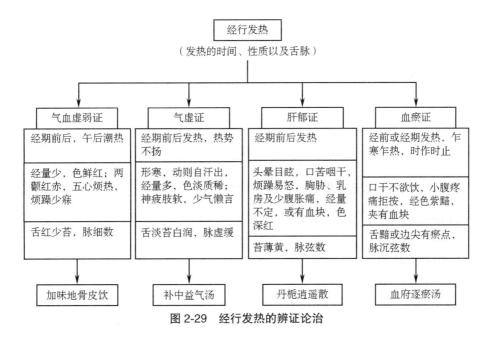

图 2-29 经行发热的辨证论治

【病例思维程序示范】

刘某,女,37 岁,已婚,于 2018 年 10 月 15 日就诊。患者 3 年前丧母,悲伤抑郁,随即出现经前 1 周起发热,可达 37.6~38.2℃,伴头晕目眩,口苦咽干,乳

房胀痛,烦躁易怒,无感冒咳嗽,无腹痛腹泻。经后发热自退。未重视未曾就诊治疗。LMP:2018 年 9 月 21 日,4 天净,量少如常,无痛经。患者平素月经后期而行,经期 4~5 天,周期约 45 天,量偏少,色深红,无血块,无痛经。舌淡红,苔薄黄,脉细弦数。

辨证思维程序:

第一步:明确诊断,辨清气血、脏腑。

患者中年丧母,悲伤不已,情志不疏,气机不畅,经前气血下注,冲任气血更加郁滞,郁而化热,营卫失调,故见发热。肝经过乳,布胁肋及少腹,肝失调达,故经行乳房胀痛;肝郁不舒,则烦躁易怒。肝郁疏泄失调,血海气血郁滞,故见月经量少。舌脉均为肝郁化热之象。

第二步:可做哪些检查。

可以查血常规、CRP 排除感染引起的发热。

第三步:辨证论治。

因为辨证为肝郁证,治当疏肝清热,方选丹栀逍遥散加减。

处方:柴胡 12g,丹皮 12g,栀子 12g,当归 12g,白芍 12g,白术 12g,茯苓 12g,炙甘草 6g,煨姜 6g,薄荷(后下)3g。7 剂。

用法:日一剂,水煎服,分两次服。

(自拟医案)

经行发热的诊治流程总结如图 2-30 所示。

【典型医案】

朱南孙医案

林某,44 岁,已婚。

初诊:1993 年 2 月 17 日。

患者经行发热一年半,每至经期第三天发热,约在 38~38.5℃左右,伴腹痛,月经量多,夹有瘀块,纳呆口苦。末次月经 2 月 9 日,经净右小腹隐痛,胃脘作胀,不思饮食,形瘦面黄。舌质红,苔干腻,脉沉。曾经做 B 超检查诊断为子宫肌腺瘤。证属湿热瘀交阻,冲任受伤,胃气失和。治宜清热化湿,和胃宽中。

处方:生地 12g,黄芩 6g,薏米仁 12g,白术 9g,茯苓 12g,陈皮 6g,山楂、神

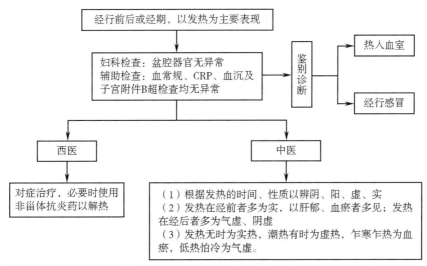

图 2-30　经行发热诊治流程图

曲（各）9g，制川朴 6g，生甘草 6g，金银花 9g。7 剂。

二诊（2 月 24 日）:药后脘胀已舒,胃纳仍欠佳,口苦,腰酸乏力,头晕心慌。大便尚畅。舌质黯淡,舌苔黄腻少津,边有齿印,脉沉细。瘀阻胞络,肝脾气滞。治宜疏肝健脾,化瘀散结。

处方:蒲黄（包）12g,五灵脂 12g,焦山楂 12g,焦鸡内金 9g,青陈皮（各）6g,莪白术（各）9g,柴玄胡（各）6g,茜草 12g,海螵蛸 12g,川断 12g,狗脊 12g,寄生 12g。7 剂。

三诊（3 月 3 日）:药后胃纳已馨,仍觉腰酸,口干脘胀。舌质淡红,苔薄少津,边有齿印,脉沉细软。经期已临,瘀阻脘中,肝脾气滞。治宜健脾疏肝,化瘀散结。

处方:炒蒲黄（包）12g,炒五灵脂 12g,焦山楂 12g,青皮 6g,焦鸡内金 9g,莪白术（各）9g,炒怀山 12g,广木香 6g,焦潞党 12g,牛角腮 12g,炙乳没（各）3g。7 剂。

四诊（3 月 10 日）:经水按期而转,适逢第三天,尚无发热腹痛,头晕乏力,神疲嗜睡,纳呆口干。大便尚调。舌质淡红,苔薄干腻,边有齿印,脉沉细。瘀阻胞中,冲任气滞,治宜化瘀散结。

处方:炒蒲黄（包）12g,炒五灵脂 12g,青陈皮（各）6g,焦楂曲（各）9g,焦鸡内金 9g,蒲公英 20g,红藤 20g,石见穿 15g,川楝子 9g,炙乳没（各）3g。7 剂。

五诊至九诊（略）。

十诊(6月4日):末次月经5月28日。无发热、腹痛,大便艰结,胃纳平平。舌质淡黯,苔薄腻,脉沉细。瘀阻胞中,肝气阻滞,治宜活血化瘀,疏肝理气通滞。

处方:蒲黄(包)12g,赤芍15g,丹参15g,丹皮12g,皂角刺15g,三棱9g,莪术9g,石见穿15g,王不留行12g,川楝子9g,青陈皮(各)6g,山楂、神曲(各)12g。

7剂以后,经前清肝益肾,化瘀摄冲,经后活血化瘀,清热散结,6月及7月两次行经,发热已平,腹痛未作,经量亦趋正常。

按语:经行发热,经止则热自平,《陈素阉妇科补解》中提到,经行血虚外邪易侵,与去血过多,阳气独盛有关。本例患者患有子宫肌腺瘤,瘀结胞中,故此经期发热伴腹痛,月经量多,纳呆口苦,舌苔干腻是湿热瘀交结为患。经期正虚,湿热猖獗,湿困脾胃,运化失健,故先予清热化湿,祛除外邪,然后疏肝健脾,活血化瘀散结。二诊随月经周期、症情变化交替施治,使湿去热减,脾胃健运。药后经量遂至正常,阴血不复再损,阳热得以下潜,发热见平。瘀结胞宫,不易祛除,经后则以蒲黄、赤芍、丹皮、丹参、三棱、莪术等活血化瘀,消散癥结。随访至7月份,已连续3次行经无发热,经量多、腹痛亦趋平。

(朱南孙.中华名中医治病囊秘:朱南孙卷[M].上海:文汇出版社,2000.)

【常用经典方剂及中成药】

1. 经典方剂

(1) 加味地骨皮饮(《医宗金鉴》)加减

功能:养阴清热。

主治:经行发热(阴虚证)。

组成:生地,白芍,当归,川芎,丹皮,地骨皮,胡黄连。

(2) 补中益气汤(《脾胃论》)

功能:益气除热。

主治:经行发热(气虚证)

组成:人参,黄芪,甘草,当归,陈皮,升麻,柴胡,白术。

(3) 丹栀逍遥散(《内科摘要》)

功能:疏肝清热。

主治:经行发热(肝郁证)。

组成:柴胡,丹皮,栀子,当归,白芍,白术,茯苓,炙甘草,煨姜,薄荷。

(4) 血府逐瘀汤(《医林改错》)

功能:化瘀清热。

主治:经行发热(血瘀证)。

组成:当归,生地,桃仁,红花,川芎,赤芍,牛膝,桔梗,柴胡,枳壳,甘草。

2. 中成药

(1)气虚证:补中益气丸。

(2)肝郁证:丹栀逍遥片。

(3)血瘀证:血府逐瘀胶囊。

(赵　莉)

五、经 行 身 痛

【概述】

每于行经前后,或正值经期,出现以身体疼痛为主症者,称"经行身痛"。

【主要病因病机】

本病的主要病机是素体正气不足,营卫失调,筋脉失养,或因素有寒湿留滞,经行时则乘虚而发(图 2-31)。

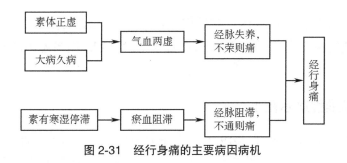

图 2-31　经行身痛的主要病因病机

【辨证注意点】

本病的主要病机是素体虚弱,营卫失调或素体寒湿留滞,乘虚而发,以身痛为主要症状,辨证时需通过辨识患者体质、外邪因素、情志因素以及既往病史等情况来辨明寒热、虚实。

【辨证思路】

1. 明确诊断,明辨虚实　一般经前身体疼痛多为实证,经后身体疼痛多为虚证。

2. 鉴别诊断　本病主要应与经行感冒、内科痹证相鉴别。鉴别要点见表2-12。

表2-12　经行身痛与经行感冒、内科痹证的鉴别诊断

	经行身痛	经行感冒	内科痹证
症状	经期前后,全身关节疼痛,腰背部或骶部沉重、酸痛,可伴肢体麻木,经后痛减	恶寒,发热,流涕,鼻塞、肢体、关节酸重疼痛	肢体、关节酸痛,疼痛游走不定,关节屈伸不利,疼痛持续,关节部位可有红肿热痛
体征	无特殊	外感体征如体温升高	可有关节肿胀、变形
实验室检查	无异常	血常规或有异常,如白细胞、淋巴细胞升高等	红细胞沉降率增快,抗链球菌溶血素O增高,类风湿因子阳性等
发病与月经关系	随月经周期发作	随月经周期发作	与月经周期无关

3. 辨证论治　本病的治疗原则为调气血,和营卫,通经络。先辨虚实,实者以理气和血为重;虚证以养血调营为主;寒湿者,则当温阳散寒除湿(图2-32)。

【病例思维程序示范】

患者,女性,34岁,于2019年3月28日就诊。经行周身疼痛半年余来诊。患者2017年8月顺产时失血较多,曾输血600ml,产后休息欠佳。每于经后周身疼痛,持续2~4天。平素月经期准,LMP:2019年3月4日,4天净,经量较少,色淡,无血块,经后周身酸楚疼痛,头晕乏力。查患者舌质淡红,苔白,脉细弱。

辨证思维程序:

第一步:明确诊断,分清虚实。

本例患者分娩时亡血伤津,气随血脱,加之产后失于调养,致气血虚弱,不

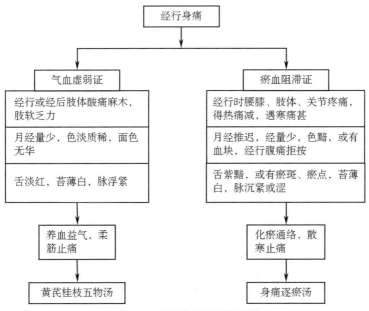

图 2-32 经行身痛的辨证论治

能濡养经脉。经期阴血下注胞中,气血益感不足,四肢百骸失于荣养,故见周身酸楚疼痛、乏力;气血不能荣养头目,故见头晕;血虚则冲任气血不足,故经行量少,色淡;舌质淡红,苔白,脉细弱,为气血虚弱之象。故此患者辨证为气血虚弱证。

第二步:可做哪些检查。

除常规妇科检查外,可做血沉、抗链球菌溶血素 O、类风湿因子等检查以排除风湿免疫类疾病,并可行全身体格检查,重点检查周身骨节有无明显压痛,关节有无肿胀。

第三步:辨证论治。

辨证为气血虚弱,治疗当养血益气,柔经止痛,方选黄芪桂枝五物汤加减。

处方:黄芪 12g,桂枝 12g,白芍 12g,生姜 2 片,大枣 6g,当归 12g,鸡血藤 12g。7 剂。

用法:日一剂,水煎服,分两次服。

(自拟医案)

经行身痛的诊治流程总结如图 2-33 所示。

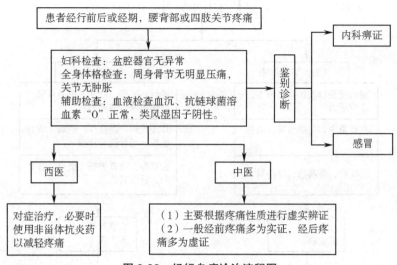

图 2-33　经行身痛诊治流程图

【典型医案】

吴德熙医案

潘某,女,31 岁,菜农。

初诊:患者素体血虚,近年来每逢经期遍身骨节酸痛,四肢麻痹,恶寒无汗,但无发热,经行不畅,小腹冷痛,面色无华。精神不振,舌淡,苔薄白,脉浮缓。此乃血虚不能濡养筋骨,经期阴血更虚,阴不敛阳,卫阳不固,风寒乘虚袭于经络,以致行经身痛。治宜养血解肌,调和营卫。方用桂枝汤合四物汤加减。

处方:白芍 12g,桂枝 5g,甘草 6g,生姜 3 片,大枣 7 枚,当归 9g,熟地 12g,何首乌 12g,牛膝 10g,川芎 6g,桑寄生 12g。5 剂。水煎服,每日 1 剂。

二诊:上药服后,微微汗出,恶寒消失,29 日月经来潮,经血行畅,小腹冷痛痊愈,身痛减轻。继以上方加黄芪 20g,复 5 剂。

三诊:月经正常,身痛痊愈,肢体舒畅,舌质淡红、苔薄,脉细,唯觉劳累后有腰酸、头晕。转拟健脾补肾,益气养血。

处方:党参 20g,白术 12g,黄芪 20g,茯苓 12g,炙甘草 6g,当归身 9g,川芎 6g,熟地 12g,白芍 10g,杜仲 12g,桑寄生 12g,牛膝 10g,何首乌 12g。5 剂以善后。

按语:患者平素为血虚之体,且为菜农,日常耕种劳作,难免外感风寒而致经行身痛,方中选用桂枝汤祛风解肌,合四物汤养血活血,加何首乌、牛膝、桑寄生补肾舒筋。至三诊时病已痊愈,采用八珍汤加味,益气养血以固本。桂枝汤为《伤寒论》中治疗太阳中风证的主方,本案中使用此方,亦可称为古方新用,值得借鉴学习。

（吴品琼,吴毓骥.吴氏妇科精粹[M].宁波:宁波出版社,2008.）

【常用经典方剂及中成药】

1. 经典方剂

（1）黄芪桂枝五物汤（《金匮要略》）

功能:养血益气,柔筋止痛。

主治:经行身痛（气血虚弱证）。

组成:黄芪,桂枝,白芍,生姜,大枣。

用法:日一剂,水煎服,分2次服。

（2）身痛逐瘀汤（《医林改错》）

功能:化瘀通络,散寒止痛。

主治:经行身痛（瘀血阻滞证）。

组成:当归,川芎,桃仁,红花,甘草,秦艽,羌活,没药,五灵脂,地龙,牛膝,香附。

用法:日一剂,水煎服,分2次服。

2. 中成药

瘀血阻滞证:可用血府逐瘀胶囊或口服液调理。

（赵　莉）

六、经行眩晕

【概述】

每值经期或行经前后,出现以头晕目眩、视物昏花为主症,甚或如坐舟车,并伴有恶心、呕吐等症状的病证,谓"经行眩晕"。

【主要病因病机】

本病的病机主要有虚实两种,虚者多为血虚或阴精亏虚,不能上荣于脑所致;实者多为痰湿内阻,上扰清窍所致（图2-34）。

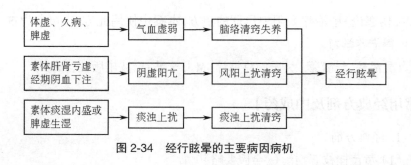

图 2-34　经行眩晕的主要病因病机

【辨证注意点】

经行眩晕有虚实之分。虚者,多于经期或经后发作;实者,多于经前、经期发作,经后逐渐缓解。

【辨证思路】

1. 明确诊断,抓主症以定病位、辨虚实　询问病史、症状、体征,完善相关实验室检查,结合全身症状及舌脉之征进行辨证。

2. 鉴别诊断　本病应与内科眩晕相鉴别。内科眩晕发作无规律性,与月经周期无关。

3. 辨证论治　本病当标本同治,宜补血、填精、健脾培其本,潜阳、化痰治其标(图 2-35)。

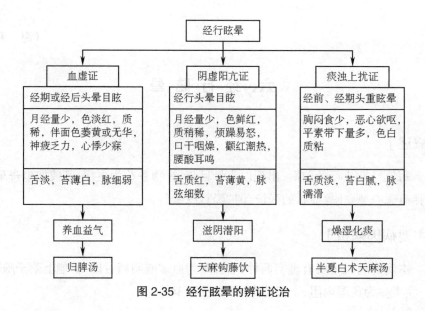

图 2-35　经行眩晕的辨证论治

【病例思维程序示范】

患者,女,35 岁,已婚已育,生育史:1-0-6-1,近半年出现月经紊乱,经行时头晕目眩,月经量少,色鲜红,质稍稀,烦躁易怒,口干咽燥,腰酸耳鸣。追问病史,患者近一年只吃素食,体重下降 15kg。舌质红,苔薄黄,脉弦细数。

辨证思维程序:

第一步:明确诊断,辨清虚实。

患者素食近一年,且多次流产耗伤阴血,导致肝肾阴虚,阴虚无以敛阳,肝阳上亢,经期阴血下注冲任,阴血益虚,阳气上越,上扰清窍,故见头晕目眩;阴虚血少,则月经量少,质稀;阴虚阳亢,血被热灼,色鲜红;阴血不足,肝体失养,疏泄失职,则烦躁易怒;肾阴不足,濡养无权,故口干咽燥,腰酸耳鸣;舌质红,苔薄黄,脉弦细数,均为阴虚阳亢之象。

第二步:可做哪些检查。

可测量血压排除高血压疾病,必要时行头颅 CT 检查排除神经系统相关疾病。

第三步:辨证论治。

因辨证为阴虚阳亢证,治当滋阴潜阳,方选天麻钩藤饮加减。

处方:天麻 9g,钩藤 9g,栀子 9g,黄芩 6g,杜仲 9g,生石决明 15g,川牛膝 12g,益母草 12g,桑寄生 12g,夜交藤 15g,朱茯神 6g。7 剂。

用法:日一剂,水煎服,分 2 次服。

（自拟医案）

经行眩晕的诊治流程总结如图 2-36 所示。

【典型医案】

门成福医案

陈某,女,32 岁。

初诊:2008 年 1 月 5 日。

主诉:经前、经期头晕 1 年余。

现病史:患者 1 年前无明显诱因出现经前开始头晕,经量少,色淡红,质

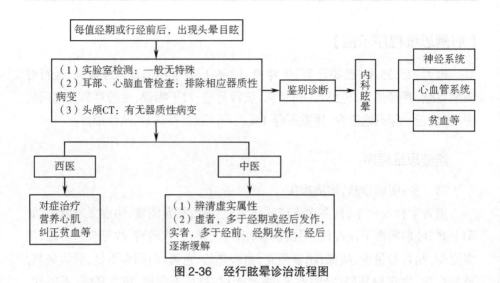

图 2-36　经行眩晕诊治流程图

稀,面不华,经净后症状减退,舌淡,苔薄,脉细无力。

辨证:血虚证。

治则:养血通络止痛。

方药:四物汤加减。

处方:当归 15g,熟地黄 30g,川芎、白芍各 15g,鸡血藤 25g,白术 10g,柴胡、黄芪各 15g,络石藤 25g。5 剂,每日 1 剂,水煎服。

二诊(1 月 12 日):服上药后头晕减轻,现正值经期,头晕,乏力,轻度心慌,舌淡,苔薄白,脉细无力。治宜补气养血,拟补中益气汤加减。

处方:黄芪、党参各 25g,白术 15g,炙甘草 6g,当归 15g,柴胡 12g,升麻 10g,陈皮、枸杞子各 15g,麦冬 25g,五味子 10g,大枣 5 枚为引。5 剂,每日 1 剂,水煎服。

三诊(1 月 17 日):服上药后症状基本消失。服归脾丸巩固治疗,意图缓效。服药半年后月经正常,头晕未再发生。

按语:本例经行头晕因素体血虚,气血本已不足,然经行之际,其虚更甚,脑窍失养而致眩晕,月经量少。血虚眩晕当以养血为主,平时方用"补血总剂"四物汤加减治疗,养血益气;经期用补中益气汤加减,益气养血,培补后天,使生化有源,上荣头目,下聚血海;症状基本消除之后以归脾丸益气养血,巩固治疗。血得养,络脉自通,气血上行头目,故眩晕自除。

(门波,孙自学.门成福妇男科临证良方经验录[M].郑州:中原农民出版社,2015.)

【常用经典方剂及中成药】

1. 经典方剂

(1) 归脾汤(《校注妇人良方》)

功能:养血益气。

主治:经行眩晕(血虚证)。

组成:人参,炒白术,炙黄芪,龙眼肉,茯神,当归,远志,酸枣仁,木香,炙甘草,生姜,大枣。

用法:日一剂,水煎服,分2次服。

(2) 天麻钩藤饮(《杂病证治新义》)

功能:滋阴潜阳。

主治:经行眩晕(阴虚阳亢证)。

组成:天麻,钩藤,栀子,黄芩,杜仲,生石决明,川牛膝,益母草,桑寄生,夜交藤,朱茯神。

用法:日一剂,水煎服,分2次服。

(3) 半夏白术天麻汤(《医学心悟》)

功能:燥湿化痰。

主治:经行眩晕(痰浊上扰证)。

组成:半夏,白术,天麻,陈皮,茯苓,炙甘草,生姜,大枣。

用法:日一剂,水煎服,分2次服。

2. 中成药

血虚证:平时可以服用归脾丸调理。

(赵　莉)

七、经 行 口 糜

【概述】

每值经期或行经前后,出现口舌糜烂,如期反复发作,经后渐愈者,称"经行口糜"。

【主要病因病机】

本病的主要病机是火热内蕴,经期冲脉气盛,气火上逆,灼伤口舌(图2-37)。

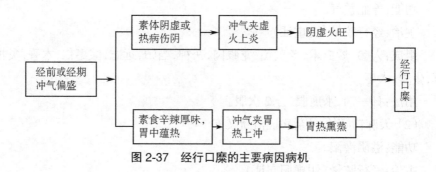

图 2-37 经行口糜的主要病因病机

【辨证注意点】

1. 本病主要是由于火热内蕴,值经期冲脉气盛,气火上逆,灼伤口舌所致,临床辨证需要重点辨清虚实。

2. 经行口糜,多属热证,治疗原则当以清热为主,药物宜用甘寒之品,使热除而无伤阴之弊。

【辨证思路】

1. 明确诊断,辨虚实 实者可在经行前已口疮明显,并伴口臭,脉数、实而大,口干喜饮,尿黄便结。虚者多在经行后口糜加重,脉数无力,口干不欲饮。

2. 鉴别诊断 经行口糜当与白塞综合征、舌癌、维生素类缺乏症相鉴别:此四种疾病均可出现口腔溃疡,但除经行口糜外,其他三种疾病的口腔溃疡症状均与月经周期无关。

3. 辨证论治 本病以火热内蕴为主,清热是本病关键,虚者养阴清热,实者清热泻火(图2-38)。

【病例思维程序示范】

患者27岁,四川人,于2018年3月27日就诊。患者近2年行经之时出现口腔溃疡,伴口渴喜饮,末次月经3月14日,量中,色深红,质稠,伴尿黄、便结,舌红,苔薄黄腻,脉滑数。

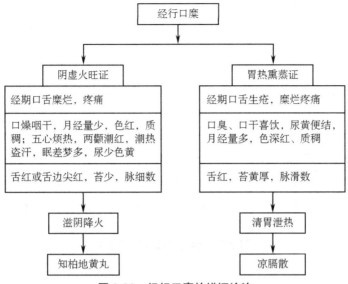

图 2-38　经行口糜的辨证论治

辨证思维程序：

第一步：明确诊断,辨清虚实。

患者四川人,平素喜食辛辣厚味,胃热炽盛,经行冲气夹胃热上逆,灼伤口舌,故见口舌生疮;胃热熏蒸则口臭;热盛灼伤津液,则尿黄、便结;热盛迫血妄行,故月经量多,色深红,质稠;舌脉均为胃热炽盛之象。

第二步：可做哪些检查。

可以检查生殖器、眼部是否有溃疡,做血沉、血常规等检查以排除白塞综合征。必要时可行舌体脱落细胞检测或活检以排除舌癌。

第三步：辨证论治。

因辨证为胃热炽盛证,治当清胃泄热,方选凉膈散加减。

处方：大黄(后下)6g,朴硝6g,甘草6g,山栀9g,薄荷叶(后下)3g,黄芩12g,连翘12g,竹叶12g。7剂。

用法：日一剂,水煎服,分2次服。

（自拟医案）

经行口糜的诊治流程总结如图 2-39 所示。

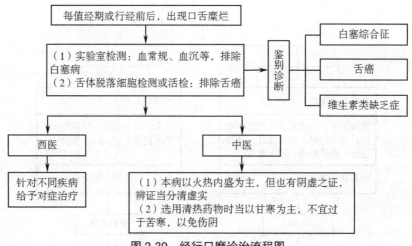

图 2-39　经行口糜诊治流程图

【典型医案】

门成福医案

刘某,女,44 岁,2010 年 10 月 7 日初诊。自诉近 1 年来,每逢经期出现口腔糜烂、溃疡,心情烦躁不安,服用很多清火药均无效果,中途曾放弃治疗。然而近 2 个月,疾病越来越严重,口腔糜烂面积增大,严重时舌头上可有 3~4 个溃疡面,牙龈周围也会起溃疡,伴咽干口燥、五心烦热,舌红,少苔,脉细数。

辨证:阴虚火旺,火热乘心而致经期口糜。

治则:滋阴降火。

方药:知柏地黄汤加减。

处方:知母、黄柏各 12g,生地黄 25g,茯苓 15g,牡丹皮 12g,泽泻 15g,山茱萸 12g,山药 20g,女贞子、墨旱莲、麦冬各 25g,沙参 20g。7 剂,每日 1 剂,水煎服。

二诊:服药后自觉咽干口燥症状好转,其他无变化,患者想继服此药,观察月经期效果,继服 14 剂。

三诊:月经 10 月 28 日来潮,经量正常,口腔糜烂仅见一个,疼痛不明显。

按语:患者素体阴虚,加上饮食调摄失宜,易阴津不足,阴虚生内热,上行于口舌则口舌糜烂,咽干口燥;阴不制阳则五心烦热;舌脉乃阴虚之征。治宜滋阴降火,用药多选用滋补肾阴、清热降火类,肾水足则虚热无以生。方中生地黄、山茱萸、山药补肝肾之阴,知母、黄柏、牡丹皮清肾中伏火,茯苓、泽泻引热从小便出,女贞子、墨旱莲滋阴补肾,麦冬、沙参养阴生津,可降相火,虚火降则热自除。

（门波,孙自学.门成福妇男科临证良方经验录[M].郑州:中原农民出版社,2015.）

【常用经典方剂及中成药】

1. 经典方剂

（1）知柏地黄汤（《医宗金鉴》）

功能:滋阴降火。

主治:经行口糜（阴虚火旺证）。

组成:知母,黄柏,熟地黄,山萸肉,山药,泽泻,茯苓,丹皮。

用法:日一剂,水煎服,分2次服。

（2）凉膈散（《太平惠民和剂局方》）

功能:清胃泄热。

主治:经行口糜（胃热熏蒸证）。

组成:大黄,朴硝,甘草,山栀,薄荷叶,黄芩,连翘,竹叶。

用法:日一剂,水煎服,分2次服。

2. 中成药

阴虚火旺:平时可以服用知柏地黄丸调理。

（赵 莉）

八、经行浮肿、经行泄泻

【概述】

每逢经行前后,或正值经期,头面四肢浮肿者,称为经行浮肿。

每值行经前后或经期,大便溏薄,甚或水泄,日解数次,经净自止者,称为经行泄泻。

【主要病因病机】

脾肾阳虚,气滞湿郁可导致经行浮肿。脾气虚弱,肾阳不足可导致经行泄泻。而此两种疾病的病机是脾肾阳虚导致水湿运化失常,或气滞湿郁,宣泄不利,水湿内停(图2-40)。

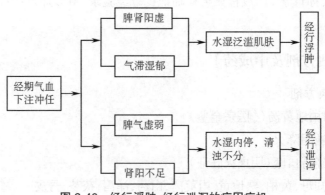

图 2-40　经行浮肿、经行泄泻的病因病机

【辨证注意点】

1. 此两种疾病均以水湿运化失常为主要病机,病位在脾肾两脏,辨证时需要辨其虚实以及病位。

2. 需结合全身症状及舌脉之征进行辨证。

【辨证思路】

1. 明确诊断,抓主症以定病位、辨虚实　经行浮肿虚证可见经行面浮肢肿,按之没指;实证可见经期头面肢体肿胀,皮色不变,按之随手而起。经行泄泻脾虚证可见脘腹胀满、神疲乏力等症;肾虚可有五更泄泻,伴有腰膝酸软、头晕耳鸣等症。

2. 鉴别诊断　需要与内科疾病引起的水肿、泄泻相鉴别。后者发病与月经周期无关,进行相应的实验室辅助检查如尿常规、肾功能、粪常规等即可鉴别。

3. 辨证论治　经行浮肿、经行泄泻的病位在脾肾,水湿运化失常是其病机之关键。经行浮肿当分清虚实,谨投攻逐峻利之品以防伤损正气(图2-41);经行泄泻则应注意观察大便的性状和泄泻的时间,以及兼证来进行辨证(图2-42)。

【病例思维程序示范】

患者53岁,近半年经行泄泻,腹泻多发生在天亮前,伴有月经量少,色淡

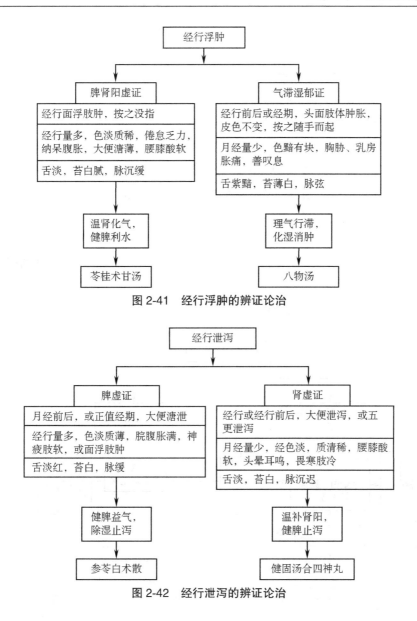

图 2-41　经行浮肿的辨证论治

图 2-42　经行泄泻的辨证论治

红,腰酸耳鸣,舌淡红,苔薄白,脉沉迟。

辨证思维程序:

第一步:明确诊断,辨明脏腑。

患者肾阳渐衰,命火不足,不能上温脾阳,经行气血下注冲任,肾阳虚益甚,火不暖土,水湿不运,下注大肠,故出现经行泄泻;五更之时,阴寒较盛,阳气更虚,故泄泻多发生在天亮前;肾阳虚衰,不能温养脏腑,血失温化,故见月经量少;舌脉均为肾阳虚衰之候。

第二步:可做哪些检查。

可行粪常规检查以排除内科泄泻。

第三步:辨证论治。

因辨证为肾阳虚证,治当温补肾阳,健脾止泻。

处方:党参 12g,白术 12g,茯苓 12g,薏苡仁 12g,巴戟天 9g,补骨脂 12g,吴茱萸 12g,肉豆蔻 9g,五味子 6g,生姜 3g,大枣 6g。7 剂。

用法:日一剂,水煎服,分 2 次服。

(自拟医案)

经行浮肿、经行泄泻的诊治流程总结如图 2-43 所示。

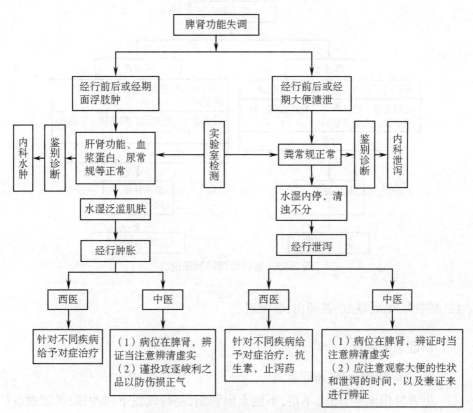

图 2-43　经行浮肿、经行泄泻诊治流程图

【典型医案】

朱小南医案

（1）经行泄泻案

斯某,女,29岁,已婚,教师。

初诊:1953年9月。

患者身体素弱,食欲不振,时常腰酸无力,头晕目眩,经行量少色淡,在行经期内,时有便意,日泻2~3次以上,经净后即恢复正常,持续数年,尚未根除。诊时观察患者,面色㿠白,精神委顿。据述平时大便尚准,惟从行经开始,时有便意,常泄泻多次,同时伴有较剧的腰酸症状,切脉沉细,舌质淡而少苔。证属中气不足,肾虚脾弱。治用补中益气,固肾健脾法。

处方:炙升麻24g,潞党参9g,黄芪9g,当归6g,煨木香4.5g,焦白术6g,制香附9g,茯苓9g,巴戟肉9g,杜仲9g,续断9g,陈皮6g。

复诊:上方服后,大便次数渐减,且质亦稍干。嘱平时睡眠常宜面床而卧（即背向上）,饮食宜易消化而富有营养的食品。

按:经行泄泻患者颇多,一般为素禀虚弱,经来时大便次数多,且兼有腰酸。经水来临,血海充盈,胞宫体膨胀压迫直肠,所以腰酸加剧,兼时有便意,肠内粪便尚未干燥,由于直肠受迫,即行排出,因此大便次数增多而成溏泄。经净后血海已较空,直肠不受压迫,大便遂恢复正常。平时治疗当以补中益气、升提带脉为主。升麻为其中翘首,《本草纲目》谓其能治"久泄下痢,后重,遗浊,带下崩中"。《本草备要》谓其"治久泄脱肛"。本案重用升麻,无非取其举陷升提之力,能补益肠胃,巩固带脉,为主药。参、芪、术、苓、陈补脾胃益中气,与升麻协同药效更显著。当归调经补血,香附调经利气,木香健脾止泻,杜仲、续断、巴戟肉固肾气,壮腰膝。此外,辅以理疗法,睡眠时面朝下、背向上,使后倾之胞宫之位置得以纠正,事半功倍,相得益彰,可增加疗效。

（2）经行浮肿案

盛某,女,23岁,未婚。患者月经偏后,经前有胸闷乳胀、食欲不振之现象,并出现遍体浮肿,至经净后数日内,逐渐消退,如此反复发作已3年余。小便颇为混浊,尿常规仍属正常。

初诊:1963年9月。经水将临之际,患者面目浮肿已颇显著,面色㿠白,按其手指则冷而不温。脉沉弱而弦,舌苔薄白。平时怕冷,精神疲倦,现感乳胀腰酸,食欲不佳,经来时遍身浮肿,经色紫黑,量少不爽。证属脾肾阳虚,肝郁气滞。治拟温肾健脾,疏肝渗湿法。

处方:淡附片 4.5g,黄芪皮 12g,当归 9g,制香附 9g,焦白术 9g,茯苓皮 9g,炒枳壳 4.5g,路路通 9g,合欢皮 9g,怀山药 9g,新会皮 6g。

上方服 2 剂,经水已来,虽尚略有浮肿,但比上次已改善。乃于次月临经前来就诊,仍用上方加减,服药 4 剂,临经时已无浮肿现象。

按语:水肿的发生,《黄帝内经》指出其与脾肾两脏关系最密,如"诸湿肿满,皆属于脾","肾者胃之关也,关闭不利,故聚水而从其类也"。因为脾为水之制,肾为水之本,一主运化,一主开阖,致水湿蕴聚,泛滥横溢,形成水肿。经水与水肿的关系,妇科书中记述较少,清代何松庵、浦天球《女科正宗》虽有先经水断绝后四肢水肿名"血分"、先水肿而后经水不通名"水分"之说(该书理论引自《脉经》,《脉经》云:"问曰:病有血分何谓也? 师曰:经水前断,后病水,名曰血分,此病为难治。问曰:病有水分何谓也? 师曰:先病水,经水后断,名曰水分,此病易治。"),但都是论经闭与水肿的关系,并非临经水肿。惟有《竹林女科证治》之"经来浮肿"有"经来遍身肿",方与上例吻合,而原文叙述极简。依所用木香调胃汤之组成(木香、生山楂、甘草梢、大腹皮、莪术、木通、砂仁、苍术、陈皮、萆薢、红花、生姜)推敲,所述病证似为脾虚气滞,谅兼有小溲短涩而痛、经水不爽、脾虚不化等症,与朱老所诊治病例之病机有所相异。

(朱南孙,朱荣达.朱小南妇科经验选[M].北京:人民卫生出版社,2005.)

【常用经典方剂及中成药】

1. 经典方剂

(1) 苓桂术甘汤(《伤寒论》)

功能:温肾化气,健脾利水。

主治:经行浮肿(脾肾阳虚证)。

组成:茯苓,白术,桂枝,甘草。

用法:日一剂,水煎服,分 2 次服。

(2) 八物汤(《医垒元戎》)

功能:理气行滞,化湿消肿。

主治:经行浮肿(气滞湿郁证)。

组成:当归,川芎,芍药,熟地黄,延胡索,川楝子,炒木香,槟榔。

用法:日一剂,水煎服,分 2 次服。

（3）参苓白术散（《太平惠民和剂局方》）

功能：健脾益气,除湿止泻。

主治：经行泄泻（脾虚证）。

组成：人参,白术,扁豆,茯苓,甘草,山药,莲肉,桔梗,薏苡仁,砂仁。

用法：日一剂,水煎服,分2次服。

（4）健固汤（《傅青主女科》）

功能：温补肾阳,健脾止泻。

主治：经行泄泻（肾虚证）。

组成：党参,白术,茯苓,薏苡仁,巴戟天。

用法：日一剂,水煎服,分2次服。

2. 中成药

经行泄泻之脾虚证：平时可以服用参苓白术散调理。

（赵　莉）

九、经行风疹块

【概述】

每于月经前后或经期出现皮肤突发红疹或起风团块,瘙痒不堪,经后逐渐消退者,称"经行风疹块",又称"经行痦瘰""经行瘾疹"。

【主要病因病机】

本病的主要病因病机如图 2-44 所示。

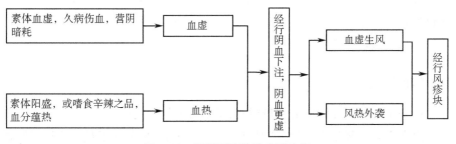

图 2-44　经行风疹块的病因病机

【辨证注意点】

本病有虚证和实证之分,一般皮疹色淡,入夜痒甚者,多为血虚;皮疹色红,感风遇热痒增者,多为风热。无论有无兼夹他邪,痒证总不离风。

【辨证思路】

1. 经行风疹块的辨证重在辨其虚实,有无兼夹他邪,临证应结合其兼证、舌脉、素体情况,并参考月经的量、色、质综合分析。

2. 鉴别诊断(表 2-13)

表 2-13　经行风疹块的鉴别诊断

		经行风疹块	皮肤科疾病	过敏所致瘙痒
症状		经前或经期皮肤起团块、风疹,色红或不红,瘙痒难忍,经后自消,不留痕迹	皮肤可见团块、皮疹,与月经周期无密切关系	服用药物或食物后出现皮肤瘙痒
体征		皮肤见团块、风疹	皮肤可见团块、风疹,可见皮屑	可见皮疹、风疹团块等
相关检查		盆腔器官无异常,可见免疫功能减退,或有过敏体质	可能有肝肾功能异常、免疫功能异常等	有过敏体质,过敏物检查有异常

3. 辨证论治　无论血虚或是风热,均应慎用辛温香燥之品,并应慎避风寒,节辛辣、海腥之味,必要时可用药液洗浴(图 2-45)。

【病例思维程序示范】

盛某,女,26 岁,已婚已育,2017 年 5 月 6 日就诊。产时有大出血病史。平素月经推后,量多,头晕乏力。近 1 年每经行皮肤起团块、风疹,瘙痒难忍,入夜尤甚,肌肤少泽。经后皮疹消失,不留痕迹,舌淡,苔白,脉沉细弱。查血常规:血红蛋白 97g/L。

辨证思维程序:

第一步:明确诊断,辨清寒热虚实,辨明脏腑气血阴阳。

患者平素月经量多,且有产时有大出血病史,素体阴血不足。经行时阴血下注,阴血愈虚,血虚生风,风胜则痒,故风疹频发,瘙痒难忍,入夜痒甚;血虚

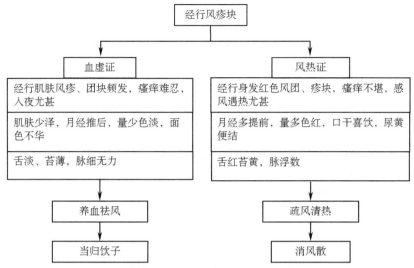

图 2-45　经行风疹块的辨证论治

肌肤失荣,则肌肤枯燥少泽。舌淡,苔白,脉沉细弱,均为血虚之征。故诊断为经行风疹块,血虚证。

第二步:可做哪些检查。

可以做 B 超检查了解子宫附件情况,排除盆腔器官病变。可行过敏物检查,排除过敏因素。

第三步:辨证论治。

因辨证为血虚证,治当养血祛风,方选当归饮子加减。

处方:当归 12g,川芎 9g,白芍 12g,生地黄 12g,荆芥 9g,防风 9g,黄芪 15g,甘草 9g,白蒺藜 9g。7 剂。

用法:日一剂,水煎服,分 2 次服。

(自拟医案)

经行风疹块的诊治流程总结如图 2-46 所示。

【典型医案】

陈某,女,26 岁,已婚。

初诊:2006 年 3 月 18 日。

患者诉素体虚弱,常感头晕、乏力、体倦,经行频发风团已年余,曾服用"赛

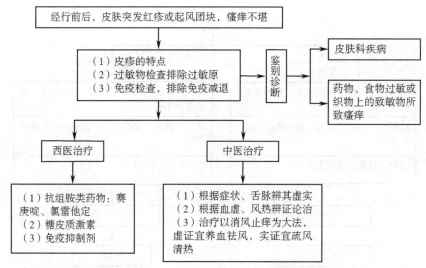

图 2-46　经行风疹块诊治流程图

庚啶、氯雷他定(息斯敏)、泼尼松(强的松)"等西药治疗,风团可控制,但每每加重头晕、乏力、体倦症状,且下次经期疹发如故。今值经期第一天,疹发瘙痒难忍,伴少腹隐痛,月经量少,经色淡红,大便溏薄。症见:畏寒,全身散发苍白色大小不一风团,以腹部为重,舌质淡,苔薄白,脉细紧。

中医辨证为气血虚弱,风寒相袭。治宜益气养血,疏风祛寒止痒。投以当归饮子加减。

处方:当归 15g,川芎 12g,白芍 12g,生地 15g,黄芪 15g,防风 10g,荆芥 10g,白蒺藜 12g,甘草 6g,党参 20g,桂枝 10g,干姜 10g,大枣 20g。内服,每日 1 剂,连服用 3 天。并予止痒洗剂外熏洗。

二诊:(3 月 21 日)风团渐消,瘙痒止,余无不适。上口服方去防风、桂枝、生地易熟地 15g,加白术 12g,黄芪加至 30g,联合止痒洗剂,再连用 4 天以巩固疗效。嘱慎风冷,避免日光暴晒,禁食辛辣鱼腥之品,保持大便通畅。如法加减治疗 3 个月,随访半年未发。

按语:经行风疹块,属西医学"荨麻疹"范畴。多见于过敏体质之人,与一般因药物、食物等外界过敏因素刺激而诱发的风疹块不同的是其每遇经期而发作。《杂病广要·调经》云:"妇人血气,或遍身痒,或头面痒,或虫行皮中,缘月水来时,为风所致。"由此可见,本病多是风邪为患,缘于素体本虚,适值经行,气血益虚,风邪乘虚而入,郁于皮肤肌腠之间而诱发本病。从中医"治风先治血,血行风自灭""痒自风来,止痒必先疏风"的观点出发,贯彻"局部与整体兼顾"的治疗原则,通过辨证论治选择当归饮子加减治疗。方中四物汤养血和血;黄芪、甘草益气固表,扶正祛邪;防风、荆芥祛风散邪;白蒺藜疏肝止痒。全方俱益气养血、祛风润燥止痒之效。

[李志玲.中药内外结合治疗经行风疹块 53 例[J].中医药学报,2009,37(5):85-86.]

【常用经典方剂及中成药】

1. 经典方剂

（1）当归饮子（《外科正宗》）

功能:养血祛风。

主治:经行风疹块（血虚证）。

组成:当归,白芍,生地黄,防风,荆芥,黄芪,甘草,白蒺藜,何首乌。

用法:日一剂,水煎服,分 2 次服。

（2）消风散（《外科正宗》）

功能:疏风清热。

主治:经行风疹块（风热证）。

组成:荆芥,防风,当归,生地黄,苦参,炒苍术,蝉蜕,木通,胡麻仁,生知母,煅石膏,生甘草,牛蒡子。

用法:日一剂,水煎服,分 2 次服。

2. 中成药

（1）血虚证:平时可用四物丸、十全大补丸调理。

（2）风热证:平时可用四物消风散调理。

（田立霞）

十、经 行 吐 衄

【概述】

每于月经前后或正值经期,出现周期性的吐血或衄血者,称"经行吐衄",出于口者为吐,出于鼻者为衄。

【主要病因病机】

本病的主要病机为火热（实火、虚火）上炎，值经期冲脉气盛，气火上逆，损伤阳络，迫血妄行所致（图 2-47）。

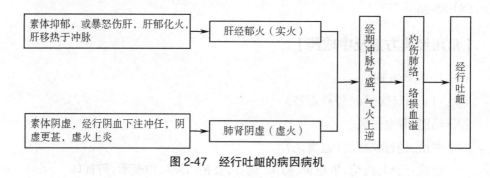

图 2-47　经行吐衄的病因病机

【辨证注意点】

1. 本病有虚火和实火之分。
2. 根据吐血、衄血的量、颜色，结合全身症状及舌脉之征进行辨证。

【辨证思路】

1. 本病有虚证与实证之不同，主要根据吐血、衄血的量、颜色，以及全身症状，并结合舌脉来辨其虚实。

2. 鉴别诊断　本病需要与内科出现吐血、衄血的疾病相鉴别。后者虽可能有经期加重的趋势，但其吐血、衄血可在非经期发生，与本病随月经周期反复出现有所不同（表 2-14）。

表 2-14　经行吐衄与内科疾病的鉴别诊断

	经行吐衄	呼吸系统出血	消化系统出血	凝血功能障碍性出血
症状	每逢月经周期前后或正值经期出现以衄血或吐血为主症，血量多少不一，经净渐止，多伴月经量减少，甚则无月经	有支气管扩张、肺结核、肺癌等病史，出血以咳血为主，量或多或少	有食管癌、消化性溃疡或肝硬化等病史，出血以呕血为主；消化性溃疡多伴有疼痛，呈周期性发作，有节律性疼痛	有血小板减少性紫癜、白血病等病史，常有磕碰、划伤病史，伴有皮下瘀斑、瘀点，月经量多

续表

	经行吐衄	呼吸系统出血	消化系统出血	凝血功能障碍性出血
体征	鼻咽部黏膜有充血可能	胸部、背部可听及固定而持久的局限性粗湿啰音,杵状指等	消化性溃疡会有剑突下压痛;肝硬化有腹部膨隆,叩诊肝区浊音增大,脾大,有移动性浊音	皮肤黏膜有瘀斑、瘀点
相关检查	胸部X线检查、支气管镜排除鼻咽部、气管、支气管、肺、胃等器质性病变	胸部X线检查、支气管镜检查	胃镜检查,大便隐血检查	血常规、骨髓检查

3. 辨证论治　本病有虚证和实证之不同,治疗上应本着"热者清之""逆者平之"的原则,以清热降逆平冲,引血下行为主,或滋阴降火(图2-48)。

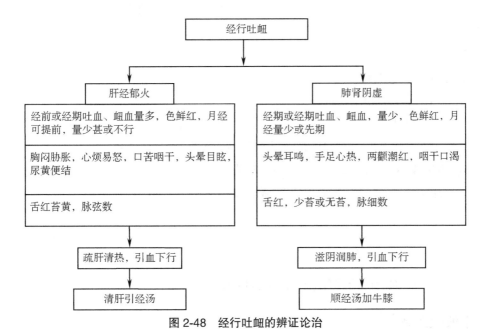

图2-48　经行吐衄的辨证论治

【病例思维程序示范】

谢某,女,26岁,因"经行吐血3个月"为主诉,于2009年11月3日初诊。平素月经规则,月经周期为30天,经行4~5天,量中,色黯,血块较多,伴腹痛,腰酸,经前胸胁、乳房胀痛。患者平素急躁易怒,喜冷饮。近3个月每于经行第1日即出现咳嗽、吐血症状。第1个月吐血量较多,吐血5口;第2个月吐血量较少,吐血2口,于经净后到本院门诊口服汤药无效;第3个月吐血量仍较多,吐了5口。发病3个月以来,经期阴道流血量、质同以往。曾于外院做胸部X线检查提示未见明显异常。末次月经为10月13日。查舌质红、苔薄黄、脉弦数。

辨证思维程序:

第一步:明确诊断,辨清寒热虚实,辨明脏腑气血阴阳。

患者平素急躁易怒,喜冷饮,恚怒伤肝,郁久化热,伏于冲任,值经行前后,冲气偏盛,夹肝火上逆,热伤血络,故吐血。肝气郁结,气机不利,则胸胁、乳房胀痛;舌红,苔薄黄,脉弦数,为肝经郁火之象。

第二步:可做哪些检查。

可以做体格检查,排除鼻、咽部、气管及支气管、肺、胃等疾病;可以做B超检查了解子宫附件情况,排除盆腔器官异常。可行胸部X线、纤维内镜检查以排除鼻、咽部以及气管、支气管、肺、胃等器质性病变。可以做血常规、凝血功能等检查排除血液病。

第三步:辨证论治。

因辨证为肝经郁火证,治当疏肝清热,引血下行,方选清肝引经汤加减。

处方:当归12g,白芍12g,生地黄15g,栀子9g,黄芩9g,川楝子9g,茜草9g,川牛膝9g,甘草9g,白茅根12g。7剂。

用法:日一剂,水煎服,分2次服。

（自拟医案）

经行吐衄的诊治流程总结如图2-49所示。

【典型医案】

周某,女,19岁,学生。

初诊:2015年6月9日。

主诉:经期咳嗽、咯血半年余。

患者自2015年1月开始出现经行咯血,量少,色红,经净后咯血止。平素

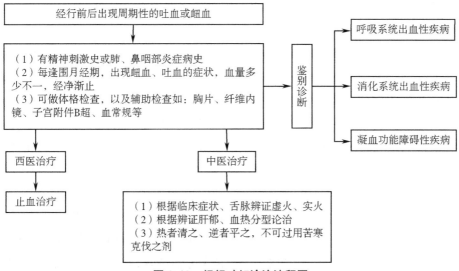

图 2-49 经行吐衄诊治流程图

月经 4~5/30 天,量少,色浅红,无血块,经前乳房胀痛及小腹疼痛,气短,神疲,乏力,余无不适。近半年经行咯血伴剧烈咳嗽,血色鲜红,入睡后缓解,偶伴有发热。2015 年 1 月 19 日行肺部 CT 检查,结果显示无异常。2015 年 2 月 18 日行 B 超检查结果显示正常,查血 CA125:35IU/L。曾服"金荞麦片"等中药治疗,效果欠佳。LMP:2015 年 6 月 2 日,行经期间咳血 5~6 次,色红,量较多,咳嗽,余无不适。纳眠可,小便调,大便干,每 2 日一行。舌红,苔黄,脉弦细。否认性生活史。

西医诊断:肺部子宫内膜异位症;中医诊断:经行吐衄,证属肝经郁热,肺脾之气受损,治以清热降逆平冲,引血下行,佐以润肺益气。

方药组成:苦参 9g,黑芥穗 9g,女贞子 9g,旱莲草 15g,川牛膝 15g,赤芍 9g,沙参 9g,玄参 9g,小蓟 9g,白茅根 9g,丹皮 9g,枇杷叶 9g,百合 9g,百部 9g,桂枝 9g。14 剂,水煎服。

二诊:2015 年 6 月 30 日。现为月经周期第 29 天,近几日咳嗽,余无不适。纳眠可,二便调。舌淡,苔白,脉细。给予上方加紫草 9g,白茅根、玄参的剂量改为 15g。14 剂,水煎服。另予云南白药 2 瓶。

三诊:2015 年 7 月 14 日。LMP:2015 年 7 月 3 日,经量较前稍增,色黯红,无血块,月经周期第 1 天入睡前咳嗽剧烈,无咯血、胸闷、胸痛,入睡后缓解。5 天经净,现月经周期第 12 天,纳眠可,二便调,舌淡红,苔薄白,脉细。2015 年 7 月 1 日复查血 CA125:23IU/L。给予初诊方加白僵蚕 9g,蝉衣 9g,白蒺藜 9g,

紫草15g,陈皮9g,白茅根改为15g,14剂,兼服丹莪妇康煎膏3瓶。后随诊月余,经期偶有轻度干咳,咯血未再复发。

按语:本病常因血热而冲气上逆,迫血妄行所致。《傅青主女科》云:"经来行之前一二日,忽然腹痛而吐血,人以为火热之极也,谁知是肝气之逆乎,夫肝之性最急,宜顺而不宜逆,顺则气安,逆则气动,血随气为行止,气安则血安,气动则血动……",指出了经行吐衄的病因病机主要为血热、肝火所致。肝藏血,主疏泄,肝经郁火,灼伤血络,迫血妄行,如正值经时,冲气夹肝气上逆,血随气涌,而致吐衄;亦有因肾虚,火逆而致者,肾阴不足而肝肾之火气上逆,灼伤血络而致。

总之,临床上经行吐衄以肝经郁火型多见,肝郁、血热、气虚相夹杂。本例患者证属肝经郁热,肺脾之气受损,治疗以清热降逆平冲,引血下行为主,兼以润肺益气。处方中玄参、牡丹皮、赤芍、苦参凉血清热,牛膝引血下行;臣以小蓟、白茅根、旱莲草、紫草凉血止血,枇杷叶、百部、百合、沙参养阴润肺,降逆止咳;佐以女贞子补肾益阴,黑芥穗引血归经,桂枝解肌退热,白僵蚕清热解毒,诸药合用,共奏清热降逆平冲,止血润肺益气之功。然而,用一派清热药物恐滞肝脾之气,故用白蒺藜、蝉衣疏肝,陈皮理气健脾。此外,白僵蚕及蝉衣有镇静的功效,有助于缓解入睡前剧烈咳嗽的症状。同时配合用云南白药以加强止血之效,丹莪妇康煎膏软坚散结、疏肝理气以增强治疗子宫内膜异位症之力。

[杨洁,王东梅.清热降逆法治疗经行吐衄一则[J].中国民族民间医药,2016,25(7):38.]

【常用经典方剂及中成药】

1. 经典方剂

(1)清肝引经汤(《中医妇科学(第4版)》)

功能:疏肝清热,引血下行。

主治:经行吐衄(肝经郁热证)。

组成:当归,白芍,生地,丹皮,栀子,黄芩,川楝子,茜草,牛膝,甘草,白茅根。

用法:日一剂,水煎服,分2次服。

(2)顺经汤(《傅青主女科》)加牛膝

功能:滋阴润肺,引血下行。

主治:经行吐衄证(肺肾阴虚证)。

组成:当归,熟地,沙参,白芍,茯苓,黑荆芥,丹皮,牛膝。

用法：日一剂，水煎服，分 2 次服。

2. 中成药

（1）肝经郁火证：平时可用泻青丸调理。

（2）肝肾阴虚证：平时可用杞菊地黄丸调理。

（田立霞）

十一、绝经前后诸证

【概述】

妇女在绝经期前后，围绕月经紊乱或绝经，出现如烘热汗出、烦躁易怒、潮热面红、眩晕耳鸣，心悸失眠，腰背酸楚、面浮肢肿、皮肤蚁行样感、情志不宁等症状，称为绝经前后诸证，亦称"经断前后诸证"。绝经前后诸证相当于西医之"绝经综合征"。

【主要病因病机】

肾衰天癸竭为本病的发病基础，肾阴阳失衡为病机关键。肾阴阳失调，常累及心、肝、脾功能失调，兼夹气郁、瘀血、痰湿等复杂病机（图 2-50）。

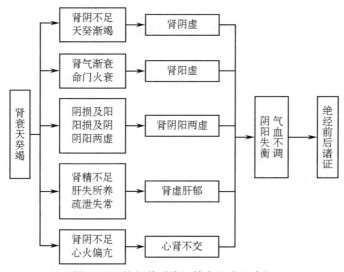

图 2-50　绝经前后诸证的主要病因病机

【辨证注意点】

1. 本病以肾虚为本,病理变化以肾阴阳平衡失调为主,并伴有脏腑功能失调、气火痰瘀等病理产物生成,临床辨证需重点辨阴阳属性,以及脏腑、气血病位。

2. 根据月经的期、量、色、质情况,结合全身症状及舌脉之征进行辨证。

【辨证思路】

1. 明确诊断,抓主症以定病位、辨阴阳 询问病史、症状、体征,完善相关实验室检查,结合全身症状及舌脉之征进行辨证。

腰膝酸痛、耳聋耳鸣等为肾虚的共见症状;胸胁胀痛、头晕胀痛、烦躁易怒等为肝脏功能失调的常见症状;心悸怔忡、失眠多梦、心烦健忘等为心脏功能失调的常见症状;阴虚证多见口干咽燥、五心烦热、潮热盗汗、舌红苔少、脉细数等;阳虚证多见畏寒肢冷、疲乏无力、舌淡苔白、脉细无力等;阴阳两虚证可见乍热乍寒等。

2. 鉴别诊断 围绝经期是高血压、冠状动脉粥样硬化性心脏病、肿瘤等疾病的高发期,本病应注意与心血管疾病、泌尿生殖器官器质性病变鉴别,也要与甲状腺功能亢进等内分泌疾病相鉴别(表2-15)。

表 2-15 绝经前后诸证的鉴别诊断

	绝经前后诸证	甲状腺功能亢进	高血压	冠状动脉粥样硬化性心脏病	子宫内膜癌
症状	月经紊乱、潮热盗汗、头晕耳鸣、腰膝酸软、焦虑抑郁	怕热汗出、焦虑不安、情绪激动、手及眼睑震颤、心悸失眠	头晕、头痛、颈部板紧、疲劳等不适	心绞痛,典型部位为胸骨体后,可波及心前区,呈压迫、发闷或紧缩性	不规则阴道出血
体征	绝经后妇科检查可见外阴阴道萎缩、子宫缩小	眼球突出、甲状腺肿大	未服降压药情况下,非同日三次测量血压,收缩压≥140mmHg和/或舒张压≥90mmHg	一般无异常体征,心绞痛发作时可有心率增快、血压升高,皮肤冷或出汗,有时出现第四或第三心音奔马律	子宫可有增大,宫旁可扪及增厚结节

续表

	绝经前后诸证	甲状腺功能亢进	高血压	冠状动脉粥样硬化性心脏病	子宫内膜癌
相关检查	绝经过渡期FSH>10U/L;FSH>40U/L且 E_2 降低提示卵巢功能衰竭;绝经后B超可见子宫缩小	血清促甲状腺激素(TSH)降低,血清总甲状腺素(TT$_4$)、总三碘甲状腺原氨酸(TT$_3$)、血清游离三碘甲状腺原氨酸(FT$_3$)及血清游离甲状腺素(FT$_4$)增高;可有甲状腺球蛋白抗体、甲状腺过氧化物酶抗体增高	24小时动态血压、超声心动图、颈动脉B超等可有异常	冠状动脉造影可判断冠脉管腔狭窄程度和管壁钙化情况;冠状动脉造影可见狭窄性病变;心电图可有ST-T段改变;血清心肌损伤标志物可呈阳性	子宫内膜活检提示恶性病变,盆、腹腔CT及MRI可提示肿瘤浸润或转移;血清CA125可有异常增高

3. 辨证论治

本病应根据肾阴阳平衡失调为主进行辨证论治(图2-51),辨清心、肝、脾、肾脏腑病位,气滞、血瘀、痰湿、内火等兼夹证候。

临证需以补肾为要旨,平调肾中阴阳,恢复脏腑气血功能。同时要注意对患者保持高度的同情心,并加以耐心疏导,可达到事半功倍的效果。

【病例思维程序示范】

患者,女,46岁,已婚已育,于2018年9月29日就诊。患者近两年来月经紊乱,经期9~10天净,周期40~90天,经量时多时少,末次月经9月11日,淋漓半个月未净,起初两天经量少,之后经量增多至正常量5天,然后经量逐渐减少,淋漓不净,伴有烘热汗出,乍寒乍热,失眠健忘,头晕耳鸣,盗汗,腰背酸痛,自觉下肢浮肿,尿频,大便不成形。舌淡,苔白,脉沉细弱。患者查血常规、凝血功能正常,血HCG阴性。性激素测定:血清雌二醇(E_2)<10pg/ml;促卵泡激素(FSH):64U/L;促黄体生成素(LH):15U/L。

辨证思维程序:

第一步:明确诊断,辨清寒热虚实,辨明脏腑、气血、阴阳。

患者肾阴阳俱虚,冲任失调,故月经紊乱,量时多时少;肾阴亏虚,虚阳上浮,则烘热汗出,盗汗;肾阳不足,失于温煦,则腰背冷痛、下肢浮肿、尿频、大便

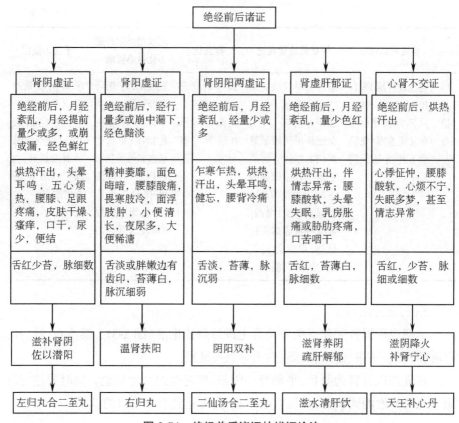

图 2-51 绝经前后诸证的辨证论治

不成形;阴阳失衡,营卫不和,则乍寒乍热;肾虚精亏,脑髓失养,则头晕耳鸣,健忘;舌淡,苔薄,脉沉弱均为肾阴阳俱虚之征。故此患者辨证为阴阳两虚,病位主要在肾,为肾阴阳两虚证。

第二步:可做哪些检查。

可以做 B 超检查了解子宫附件情况,必要时行宫腔镜下诊断性刮宫明确病理类型,排除恶性疾病;可做影像学检查,如测定骨密度;也可行内科检查,如测量血压,做心电图或心脏彩超,查肝肾功能、甲状腺功能等,排除内科相关疾病。

第三步:辨证论治。

因辨证为肾阴阳两虚证,治当阴阳双补,方用二仙汤合二至丸加减。

处方:仙茅 9g,仙灵脾 12g,巴戟天 9g,黄柏 9g,知母 9g,当归 9g,女贞子 12g,旱莲草 15g。7 剂。

用法:日一剂,水煎服,分 2 次服。

（自拟医案）

绝经前后诸证的诊治流程总结如图 2-52 所示。

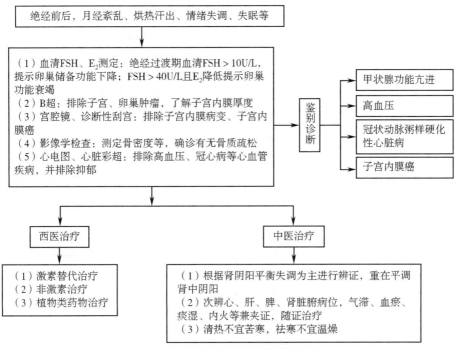

图 2-52　绝经前后诸证诊治流程图

【典型医案】

钱伯煊医案

张某,女,41 岁,已婚。

初诊:1976 年 5 月 20 日。

1972 年 10 月,患者因“子宫内膜异位症”行子宫摘除术,并将左侧卵巢切除。术后经常虚汗淋漓,手足浮肿,心悸失眠,悲伤欲哭,周期性发作,每在月中,心烦懊恼,到处乱跑,烘热阵作,胸闷泛恶,纳少寐差,右胁胀痛,二便频数,舌苔薄黄腻,脉象沉细,病由心肾两虚,肝胃不和,治以益心肾,和肝胃。

处方:甘草 6g,怀小麦 15g,大枣 6 枚,茯苓 12g,合欢花 12g,麦冬 9g,橘皮

6g,扁豆 9g,制香附 6g,川断 12g。9 剂。

二诊(6 月 10 日):服上方 9 剂后,诸恙均见好转,睡眠亦较前安宁,二便正常,舌苔淡黄腻,脉象沉细,治以健脾、宁心、疏肝。

处方:党参 12g,茯苓 12g,甘草(包)6g,怀小麦 15g,大枣 6 枚,麦冬 9g,旋复花(包)6g,橘皮 6g,莲肉 12g,竹茹 9g。9 剂。

三诊(7 月 1 日):服药后,诸恙均见改善,上月中旬患病时,仅感心烦胸闷,已不乱走,目前症状尚有头晕头痛,面浮肢肿,右胁作胀,口渴喜饮,大便偏稀,日一至二次,两腿酸痛,舌苔薄白、边有齿痕,脉象细软,治以健脾宁心,疏肝益肾。

处方:甘草 6g,怀小麦 15g,大枣 6 枚,党参 12g,茯苓 12g,山药 12g,橘皮 6g,木香 6g,白芍 9g,川断 9g。9 剂。

按语:此例属于西医学绝经综合征范畴,患者由于手术之后,阴气受伤,阳气偏亢,出现心悸失眠、烘热自汗、神志不宁、悲伤欲哭、右胁胀痛、四肢浮肿、二便增多等症状。分析以上病情,从中医理论来说,心藏神,心营虚则神志不宁而悲伤欲哭;脾主运化及四肢,脾弱则纳少便稀、四肢浮肿;肝经布两胁,肝气郁结则右胁胀痛;肾司二便,肾虚故二便增多,病在心、脾、肝、肾四脏,且有脏躁现象,故治法根据《金匮要略》治脏躁方法,采集甘麦大枣汤加减,治疗将及三个月,诸恙渐见向愈。

(中国中医研究院西苑医院.钱伯煊妇科医案[M].北京:人民卫生出版社,2006.)

【常用经典方剂及中成药】

1. 经典方剂

(1) 左归丸(《景岳全书》)合二至丸(《医方集解》)

功能:滋肾养阴,佐以潜阳。

主治:绝经前后诸证(偏肾阴虚证)。

组成:熟地,山药,枸杞子,山茱萸,川牛膝,菟丝子,鹿角胶,龟板,女贞子,旱莲草。

用法:日一剂,水煎服,分 2 次服。

(2) 右归丸(《景岳全书》)

功能:温肾扶阳。

主治:绝经前后诸证(偏肾阳虚证)。

组成：熟地黄，附子，肉桂，山药，山茱萸，菟丝子，鹿角胶，枸杞子，当归，杜仲。

用法：日一剂，水煎服，分2次服。

（3）二仙汤（《中医方剂临床手册》）合二至丸（《医方集解》）

功能：阴阳双补。

主治：绝经前后诸证（偏肾阴阳两虚证）。

组成：仙茅，仙灵脾，巴戟天，黄柏，知母，当归，女贞子，旱莲草。

用法：日一剂，水煎服，分2次服。

（4）滋水清肝饮（《医宗己任编》）

功能：滋肾养阴，疏肝解郁。

主治：绝经前后诸证（偏肾虚肝郁证）。

组成：熟地黄，山药，山茱萸，白芍，茯苓，丹皮，泽泻，柴胡，当归，枣仁，山栀子。

用法：日一剂，水煎服，分2次服。

（5）天王补心丹（《摄生秘剖》）

功能：滋阴降火、补肾宁心。

主治：绝经前后诸证（偏心肾不交证）。

组成：玄参，当归，天冬，麦冬，丹参，茯苓，五味子，远志，桔梗，酸枣仁，地黄，柏子仁，朱砂。

用法：日一剂，水煎服，分2次服。

2. 中成药

（1）肾阴虚：平时可用六味地黄丸、知柏地黄丸调理。

（2）阴虚火旺：平时可用坤泰胶囊调理。

（3）肝肾阴虚：平时可用杞菊地黄丸调理。

（徐莲薇）

第三章 带下病的诊治

第一节 带 下 过 多

【概述】

带下过多是指带下量明显增多,色、质、气味异常,或伴有全身、局部症状。

【主要病因病机】

本病的病因以湿邪为主,湿邪有外感之湿与内生之湿之分。本病的主要病机是任脉不固,带脉失约(图 3-1)。

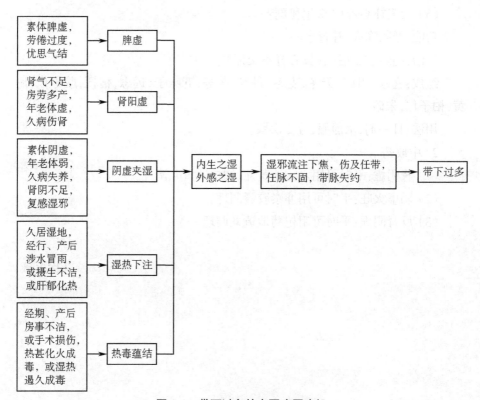

图 3-1　带下过多的主要病因病机

【辨证注意点】

本病主要根据带下的量、色、质、气味以辨其寒、热、虚、实,并结合病史、全身症状及舌脉等进行全面分析,综合辨证。

【辨证思路】

1. 辨别带下过多的寒、热、虚、实。

2. 辨证与辨病相结合。

3. 带下过多的诊断步骤及辅助检查

(1)病史:经期、产后摄生不洁;或术后感染病史。

(2)症状:带下量明显增多,色、质、气味异常,或伴有外阴、阴道瘙痒、灼热、疼痛等局部症状,或伴有全身症状。

(3)妇科检查:可见阴道、宫颈黏膜充血,分泌物呈异常性状,如豆渣样、泡沫样、脓性等。可见宫颈柱状上皮外翻、肥大、腺体囊肿、息肉等。

(4)实验室检查:可做阴道、宫颈分泌物检查,如白带常规、衣原体、支原体、淋球菌等培养,宫颈细胞学培养,人乳头状病毒检测,必要时行阴道镜或宫颈活检组织检查,以明确诊断。

4. 鉴别诊断　带下呈赤色时需与月经病的经间期出血、漏下鉴别(表3-1);带下呈赤白或黄带淋漓时需与阴疮、子宫黏膜下肌瘤鉴别(表3-2);带下呈白色时需与白浊鉴别(表3-3)。

表 3-1　赤带与经间期出血、漏下的鉴别

	赤带	经间期出血	漏下
出血时间	无周期性,月经正常	两次月经中间,规律性	经血非时而下,或淋漓不尽,月经周期、经期、经量异常
出血部位	宫颈、阴道	胞宫	胞宫

表 3-2　赤白带或黄带与阴疮、子宫黏膜下肌瘤的鉴别

	赤白带或黄带	阴疮	子宫黏膜下肌瘤
发病部位	宫颈、阴道	阴户	胞宫
症状	带下色赤白或黄	阴户红肿热痛,或化脓腐烂,脓水淋漓	妇科检查可见黏膜下肌瘤突入阴道

续表

	赤白带或黄带	阴疮	子宫黏膜下肌瘤
检查			B超提示黏膜下肌瘤

表 3-3　白带与白浊的鉴别

	白带	白浊
发病部位	阴道	尿道
症状	带下色白	尿频、尿急、尿痛,淋漓不净

5. 辨证论治(图 3-2)

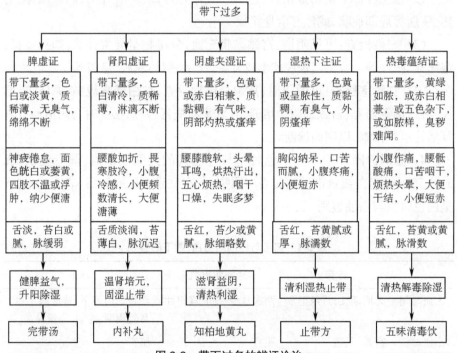

图 3-2　带下过多的辨证论治

【病例思维程序示范】

李某,女,32 岁,于 1975 年 5 月 21 日就诊。

患者带下量多如水样 1 年余,腰痛如折,伴头晕耳鸣,四肢欠温,小便清长,胃纳差,口淡,大便溏,日 2~3 次。面色晦暗,唇舌淡润,苔白滑,脉沉缓。

妇科检查:外阴发育正常,阴道通畅,分泌物量多,色白质稀,无味,宫颈表面光滑,余未查。白带常规:清洁度Ⅲ级,霉菌(-),滴虫(-),衣原体培养(-),支原体培养(-),淋球菌培养(-)。

辨证思维程序:

第一步:根据带下量、色、质、气味辨其寒热虚实。

患者带下量多,质如稀水,色白,色白属寒,质稀属虚。

第二步:可做哪些检查。

可查白带常规,结果为细菌性阴道炎,霉菌(-),滴虫(-),衣原体培养(-),支原体培养(-),淋球菌培养(-)。

第三步:辨证论治。

患者脾气虚弱,运化失职,水湿下注,伤及任带,使任脉不固,带脉失约则带下量多、色白、质稀,脾虚中阳不振,清阳不升,则神疲倦怠、四肢不温;病程日久,损及肾阳,肾虚外府失养,故腰痛如折,肾阳虚上不温脾阳,下不暖膀胱,故大便溏薄,小便频数清长;舌淡润,苔白滑,脉沉缓,是为脾肾两虚,湿困之征。治以健脾益肾,渗湿燥湿,固涩止带,拟方加味固精丸加减。

处方:人参10g,白术15g,杜仲20g,续断15g,艾叶10g,补骨脂15g,赤石脂15g,茯苓20g,芡实15g,龙骨20g,牡蛎20g,甘草5g。7剂。

用法:水煎服,日1剂,早晚分服。

第四步:外用药。

甲硝唑阴道泡腾片,每日一粒,阴道纳药。

(自拟医案)

带下过多的诊治流程总结如图3-3所示。

【典型医案】

1. 一妇人吞酸饱满,食少便泻,月经不调,服清气化痰丸,两膝渐肿。寒热往来,带下黄白,面萎体倦,此脾胃俱虚,湿痰下注,用补中益气,倍用参术,加茯苓、半夏、炮姜而愈。

(《校注妇人良方》)

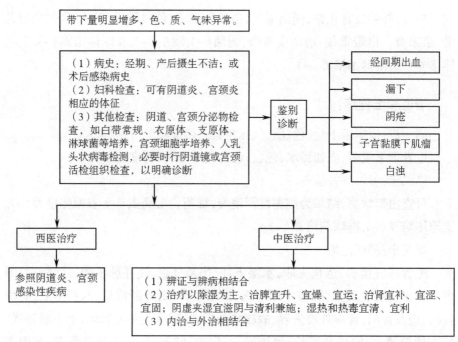

图 3-3 带下过多诊治流程图

2. 哈荔田医案

鲁某,女,38 岁,已婚。

初诊:1977 年 5 月 6 日。

去年曾患"尿路感染",发作尿频、尿痛、尿浊,愈后每见带下量多,经后尤甚,色黄黏浊,臭秽难闻,恙延数月,治无著效。伴见日晡烦热,脘腹痞闷,食不知味,腰脊酸楚,少腹胀痛,口苦咽干,小溲赤热,尿道灼痛。妇科检查诊为"宫颈糜烂""阴道炎"。刻诊:脉来滑数,舌苔黄腻,周边薄白,舌质黯红,此系湿毒蕴热,注于下焦,郁滞气机,治以清化湿热之法。

处方:盐黄柏 6g,金银花 12g,瞿麦穗 9g,海金沙 9g,车前子、滑石块各 12g(三药同布包),白萹蓄、川草薢、冬葵子各 9g,粉甘草 6g,白檀香 3g,怀木通 4.5g,干虎杖 12g。3 剂,水煎服。

另用蒲公英 12g,吴茱萸 3g,黄柏、蛇床子各 9g。3 剂,布包,泡水,坐浴熏洗,每日 3 次。

二诊(5 月 16 日):前方服后,带下显减,潮热未作,腰酸脘痞,少腹掣痛,诸症均不若前甚。5 月 10 日经潮,量少、色殷红,经行 5 天而止。现带下尚多,色黄兼赤,少腹隐痛,小便赤短,尿道涩痛,此湿热蕴于血分,水府不畅,再依前法化裁。

处方:云茯苓 12g,淡竹叶、白檀香各 4.5g,血余炭、车前子(同布包)、滑石块各 12g,瞿麦穗、白萹蓄各 9g,忍冬花、败酱草各 12g,荜澄茄、甘草梢各 6g。5剂,水煎服。外用药同前。

三诊(5 月 22 日):带下止,尿痛、尿赤诸症已除,腰酸、潮热未再发。嘱以二妙丸半付,含服,每日一次,空腹时白水送下,连服 7 天。

(哈荔田.哈荔田妇科医案医话选[M].天津:天津科学技术出版社,1982.)

【常用经典方剂及中成药】

1. 经典方剂

(1) 完带汤(《傅青主女科》)

功能:健脾益气,升阳除湿。

主治:带下过多(脾虚证)。

组成:白术,山药,人参,白芍,苍术,甘草,陈皮,黑芥穗,柴胡,车前子。

用法:水煎服,日 1 剂,早晚分服。

(2) 四妙丸(《丹溪心法》)

功能:清热利湿,通筋利痹。

主治:带下过多(湿热下注证)。

组成:苍术,牛膝,黄柏,薏苡仁。

用法:水煎服,日 1 剂,早晚分服。

2. 中成药

(1) 脾虚:平时可用香砂六君子调治。

(2) 肾阳虚:平时可用金匮肾气丸调治。

(3) 湿热下注:平时可用经带宁、妇炎康胶囊清利湿热,复方黄柏液外洗。

(王珍贞)

第二节　带　下　过　少

【概述】

带下量明显减少,甚或全无,以致阴中干涩痒痛,甚至阴部萎缩者,称为

"带下过少"。

【主要病因病机】

本病的主要原因为肝肾亏损、血枯瘀阻,主要病机是任带失养(图3-4)。

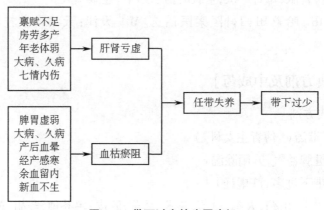

图3-4 带下过少的病因病机

【辨证注意点】

带下过少以阴血不足,任带失养为本,常伴见于月经过少、闭经,通常是卵巢功能低下的征兆。

【辨证思路】

1. 结合病史及全身症状,辨别带下过少的原因,以明确诊断。

2. 辨证与辨病相结合。

3. 必要时,配合雌激素或人工周期治疗。

4. 带下过少的诊断步骤及辅助检查

(1)病史:可有卵巢早衰、手术切除双侧卵巢、盆腔放化疗、产后大出血等病史。

(2)症状:带下过少,甚或全无,阴道干涩痒痛,甚至阴部萎缩。或伴性欲低下,性交疼痛,烘热汗出,月经错后、稀发、经量偏少,甚至闭经,不孕等。

(3)妇科检查:阴道黏膜皱褶明显减少或消失,或阴道壁菲薄充血,分泌物极少,宫颈、宫体或有萎缩。

(4)辅助检查:性激素检查。

5. 鉴别诊断　本病应与自然绝经后带下减少的生理现象鉴别。自然绝经后带下过少,停经一年以上,无其他相关病史及影响因素;而带下过少可有卵巢早衰、手术切除双侧卵巢、盆腔放化疗、产后大出血等病史。

6. 辨证论治(图 3-5)

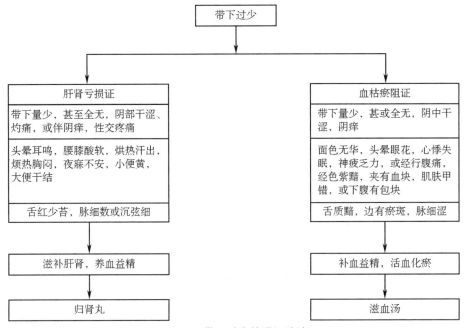

图 3-5　带下过少的辨证论治

【病例思维程序示范】

李某,女,34 岁,2015 年 6 月 2 日就诊。

患者出现带下量少 3 个月,伴有阴道干涩,瘙痒。面色无华,神疲乏力,经行量少,色黯有块。舌质黯,苔薄白,脉细涩。2015 年 1 月曾做左侧卵巢囊肿切除术。经期第二天查性激素:E_2 10pg/ml,P 0.1ng/ml,T 0.5ng/ml,LH 13U/L,FSH 42.5U/L,PRL 10ng/ml。

辨证思维程序:

第一步:明确诊断。

患者带下量少,阴道干涩,瘙痒可诊断为带下过少。

第二步:相关检查。

通过性激素检测,结合既往卵巢手术史,可以发现本例患者属于卵巢手术损伤所导致的功能低下,从而表现为阴道分泌减少,干涩、瘙痒。

第三步:辨证论治。

患者术后气血受损,精血不足,瘀血阻滞经脉,阴津不得敷布,则带下过少,阴中干涩,阴痒。血虚不能上荣于头面,则面色无华,头晕眼花;血虚气弱,则神疲乏力;瘀血内阻冲任则经行量少,瘀血凝滞则经色黯有块。推测患者素体应有血瘀,瘀积日久,结为肿块,故下腹部有包块。舌脉均为血枯瘀阻之象。治以补血益精,活血化瘀。

处方:党参 15g,当归 12g,白芍 12g,山茱萸 9g,枸杞 12g,肉桂 6g,红花 6g,丹参 12g,桃仁 9g,牛膝 12g。7 剂。

用法:日一剂,水煎服,分 2 次服。

（自拟医案）

带下过少的诊治流程总结如图 3-6 所示。

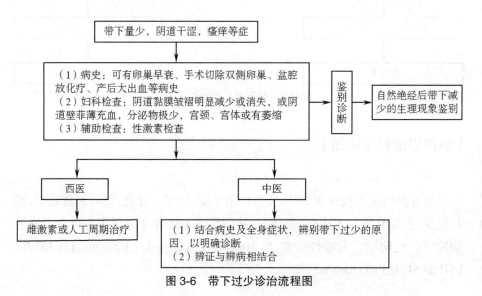

图 3-6　带下过少诊治流程图

【典型医案】

汪某,女,38 岁。

初诊:1996 年 2 月 14 日。

患者自述 1 年来白带量逐渐减少,外阴及阴道干涩、枯滞不舒,由于羞于启齿,故而一直延搁未诊。近来带少尤甚,以至性交困难,故而前来就诊。患者除带少外,经量也较前减少,且性欲减退、精神不振、腰脊酸痛、头晕耳鸣、四肢不温、纳谷不香、时有口干、心情烦躁、舌淡红苔白、脉沉细。西医妇科检查:子宫、附件无器质性病变。化验血、尿常规均正常。诊为阴虚精亏,遂投之以熟地、阿胶、紫河车、麦冬等阴柔滋补之品。患者连服 5 剂,带量未见增加,反增腹胀便溏、消化不良等症。

二次来诊,患者带、经量少,似应是阴虚证候,但其又有面色不华、四肢不温、食纳欠佳、腹胀便溏、苔白、脉沉细等一些阳虚之证,遂豁然悟其为脾肾阳虚而致运化津液无力、津液不润于下所致,其口干、心烦亦因阴津生成不足所致,遂投以右归丸合理中汤加减,药物组成为:当归 15g、山药 30g、山茱萸 12g、肉桂 20g、炒杜仲 10g、枸杞子 10g、制附子(先煎)15g、人参 9g、炒白术 15g、干姜 12g、甘草 10g、炒莱菔子 12g。恐上方辛燥又加知母 9g,为舒缓其郁闷情绪加玫瑰花 20g。患者连用 5 剂,自觉下部稍润,而其腹胀、便溏、纳差症状大为好转。遂将附子减为 6g,肉桂减为 10g,加鸡内金 12g,又服 5 剂,患者带下较前更为增加,下部枯涩不适之感渐消,经量也较前增加,患者精神压力消失、情绪稳定。又嘱其连服金匮肾气丸 3 周。患者依嘱照办,月后来诊,自述带量已恢复先前水平,自觉阴道湿润如常,夫妻生活已无碍。随访至今未发。

[靖虎,张昭.带下过少阴道干涩治验[J].内蒙古中医药,1998,4(17):18.]

【常用经典方剂及中成药】

1. 经典方剂

(1)左归丸(《景岳全书》)

功能:滋阴补肾,填精益髓。

主治:带下过少(真阴不足证)。

组成:熟地,山药,山茱萸,枸杞,川牛膝,菟丝子,鹿角胶,龟板胶。

用法:日一剂,水煎服,分 2 次服。

(2)右归丸(《景岳全书》)

功能:温补肾阳,填精止遗。

主治:带下过少(肾阳不足证)。

组成:熟地,炮附片,肉桂,山药,酒茱萸,菟丝子,鹿角胶,枸杞子,当归,杜仲。

用法：日一剂，水煎服，分 2 次服。

2. 中成药

肝肾亏虚：平时可用麒麟丸调治。

（王珍贞）

第四章　妊娠病的诊治

第一节　妊娠恶阻

【概述】

妊娠早期出现严重的恶心呕吐,头晕厌食,甚则食入即吐者,称为"妊娠恶阻"。西医学的"妊娠剧吐"可参照本病辨证治疗。

【主要病因病机】

本病的主要病机是冲气上逆,胃失和降(图4-1)。若病情渐进可发展为气阴两虚之恶阻重症。

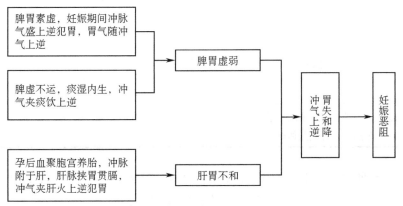

图 4-1　妊娠恶阻的主要病因病机

【辨证注意点】

应根据呕吐物的性状,结合全身证候、舌脉进行辨证,重点辨其虚实、轻重。呕吐清涎或食糜,口淡者,为脾胃虚弱;呕吐痰涎,口中黏腻者,为脾虚痰饮;呕吐酸水或苦水,口干,口苦者,为肝胃不和;干呕或呕吐物有血丝,口渴不欲饮者,为气阴两虚之重症。

【辨证思路】

1. 明确诊断,判断病情虚实、轻重。

2. 通过病史、症状及辅助检查明确诊断。

3. 鉴别诊断　本病应与葡萄胎、妊娠合并急性胃肠炎、妊娠合并急性阑尾炎、妊娠合并病毒性肝炎、妊娠合并急性胆囊炎相鉴别(表 4-1)。

表 4-1　妊娠恶阻与其他疾病的鉴别诊断

	妊娠恶阻	葡萄胎	妊娠合并急性胃肠炎	妊娠合并急性阑尾炎	妊娠合并病毒性肝炎	妊娠合并急性胆囊炎
症状	呕吐发作频繁,厌食,甚则食入即吐,严重者全身乏力,嗜睡或昏迷	停经后呕吐较甚,可伴有不规则阴道出血,或有水泡样组织排出	多有饮食不洁史,呕吐宿食,伴腹痛、腹泻	转移性右下腹疼痛,伴恶心、呕吐、腹泻,可有发热	恶心、呕吐伴腹胀、腹泻、发热	进食油腻食物后右上腹绞痛并向右侧肩背部放射,恶心、呕吐
体征	精神萎靡,黄疸,消瘦,子宫增大如孕周大小	子宫增大超过妊娠月份	肠鸣音亢进	麦氏点压痛、反跳痛,腹肌紧张	肝区疼痛,黄疸	右上腹压痛、肌紧张,墨菲征阳性
相关检查	血、尿妊娠试验阳性,尿常规见尿酮体阳性,可伴有电解质紊乱	血 HCG 水平异常升高,妇科 B 超可见"雪片状""蜂窝状"不均质回声	粪常规、血常规可提示感染	血常规提示感染	肝功能、胆红素异常	血常规提示白细胞计数增高;血清转氨酶、总胆红素可能升高

4. 辨证论治　本病治疗大法以调气和中,降逆止呕为主(图 4-2),并应注意饮食和情志的调节,用药宜平和,忌辛燥、升散之品。

病情轻者以中医辨证施治为主;重者必须采取中西医结合治疗,配合补液疗法以纠正电解质及酸碱平衡紊乱;若病情严重危及孕妇生命时,应遵循下胎益母原则终止妊娠。

本病发生与精神紧张、饮食不节等因素有关,治疗时应配合情志疏导,解除患者及家属思想顾虑。

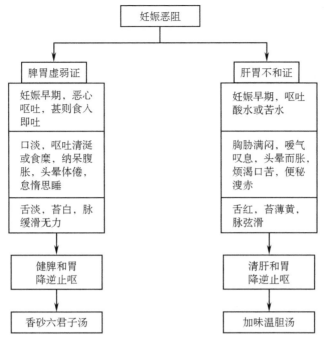

图 4-2　妊娠恶阻的辨证论治

【病例思维程序示范】

患者王某,女,32 岁,平素月经欠规律,30 天~4 个月一行,7 天经净。LMP:2019 年 1 月 22 日,患者 3 月 20 日因月经延后伴有恶心、呕吐至我院门诊就诊,查 HCG 43 123.00mIU/ml,孕酮 70.4nmol/L。B 超提示宫内见孕囊。近 3 天患者无明显诱因下出现恶心、呕吐加重,进食量明显减少,严重时食入即吐,呕吐酸水或苦水,伴胸胁满闷,舌红,苔薄黄,脉弦滑。今日患者呕吐加剧,食入即吐,于我院急诊就诊,内科查血常规正常,外科会诊后排除相关疾病,请妇科会诊,查尿常规:酮体(++++)。

辨证思维程序:

第一步:明确诊断。

患者以呕吐为主症,血常规正常,内科及外科排除相关疾病,HCG、B 超明确宫内妊娠状态,尿常规提示酮体(++++)。患者妊娠初期,全身气血汇聚冲任滋养胞胎,冲脉气盛上逆犯胃,故见恶心、呕吐;肝胆互为表里,肝气上逆则胆火随之上升,胆热液泄,故呕吐酸水、苦水;舌红苔薄黄,脉弦滑均属肝热犯胃、肝胃不和之征。故结合病史、理化检查、舌脉诊断为妊娠恶阻肝胃不和证。

第二步：可做哪些检查。

除了复查血 HCG、孕酮、B 超及尿常规以外，可以检查肝肾功能、电解质、粪常规及性激素六项帮助指导用药。

第三步：辨证论治。

结合症状、舌脉，本例患者辨证为肝胃不和证，治拟清肝和胃，降逆止呕，方选加味温胆汤加减。

处方：姜半夏 9g，茯苓 12g，竹茹 9g，黄芩 6g，黄连 6g，麦冬 9g，陈皮 6g，甘草 6g。7 剂。

用法：日一剂，水煎服，分 2 次服。

（自拟医案）

妊娠恶阻的诊治流程总结如图 4-3 所示。

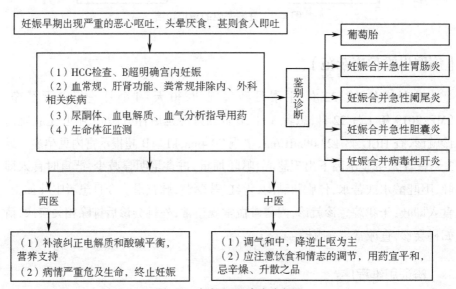

图 4-3　妊娠恶阻诊治流程图

【典型医案】

何嘉琳医案

李某，女，33 岁。

初诊:2010 年 2 月 16 日。

主诉:停经 49 天,恶心、呕吐 3 天。末次月经 2010 年 1 月 1 日,近 3 日来呕吐频频,日 7~8 次,口苦泛酸,饮食难进。查血 HCG>5 000U/L,雌二醇(E$_2$)555pg/ml,孕酮(P)78nmol/L,尿酮体(+)。B 超示:宫内早早孕,胎心未见。已住院静脉补液 2 天。患者舌红、苔白腻,脉弦滑。中西医诊断:妊娠恶阻(肝胃不和)。治以疏肝和胃,止呕安胎。

处方:石斛 12g,煅石决明 18g,桑叶、炒白芍各 15g,黄芩、姜竹茹各 10g,砂仁、苏梗、陈皮、绿梅花各 5g。

嘱患者少量多次呷服。10 日后复诊诉呕吐明显好转,饮食能进,尿酮体转阴,B 超见胎心搏动,原方加减,续服 7 剂。随诊至孕 3 个月余,呕吐未再发作。

按语:《女科经纶》云:"妊娠呕吐属肝夹冲脉之火冲上"。妇人以冲任之血聚而养胎,孕后肝血益虚,肝火炎上,横逆犯胃,胃失和降,遂致恶阻。呕则伤气,吐则伤阴,故需疏肝理气,育阴潜阳。本方系何氏定呕饮加减。方中煅石决明清肝潜阳,降逆止呕,合白芍养血和血,绿梅花疏通气机,不损胎元;石斛、黄芩育阴清热;桑叶凉肝清养头目;苏梗、姜竹茹降逆止呕;砂仁、陈皮理气和中。何师经验,如该患者停经天数尚短,宫内胎心未见,已有恶阻现象,需早期干预,防呕恶太过冲气上逆而损伤胎元。当归、炒白芍、煅石决明、绿梅花、茯苓、陈皮、黄芩、阳春砂、苏梗、桑叶、焦白术药性清润平和,口感微甜不苦,临床收效显著。同时鼓励妊娠恶阻者少食多餐,进食粥汤、谷麦类以养胃和胃,濡润肠道而减轻呕恶。呕吐停止后,饮食也循序渐进,防止病情反复。

[单静华,何嘉琳.何嘉琳治疗妊娠病验案三则[J].浙江中医杂志,2014,49(12):879-880.]

【常用经典方剂及中成药】

1. 经典方剂

(1)香砂六君子汤(《名医方论》)

功能:健脾和胃,降逆止呕。

主治:妊娠恶阻(脾胃虚弱证)。

组成:人参,白术,茯苓,甘草,制半夏,陈皮,木香,砂仁,生姜,大枣。

用法:日一剂,水煎服,分 2 次服。

(2)加味温胆汤(《医宗金鉴》)

功能:清肝和胃,降逆止呕。

主治:妊娠恶阻(肝胃不和证)。

组成:陈皮,制半夏,茯苓,甘草,枳实,竹茹,黄芩,黄连,麦冬,芦根。

用法:日一剂,水煎服,分2次服。

2. 中成药

脾胃虚弱证:香砂六君丸

(陈逸嘉)

第二节　异位妊娠

【概述】

凡孕卵在子宫体腔以外着床发育,称为异位妊娠。异位妊娠是妇产科常见的急腹症之一,如漏诊或处理不及时会危及孕妇生命。

【主要病因病机】

气滞血瘀和气虚血瘀是本病的基本病机,少腹血瘀实证是病机本质(图 4-4)。

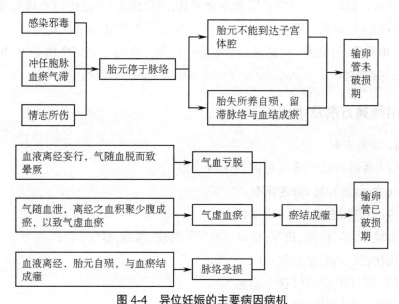

图 4-4　异位妊娠的主要病因病机

【辨证注意点】

1. 本病主要根据腹痛程度、有无晕厥、休克症状等辨别是否有异位妊娠破裂、腹腔内活动性出血;参考血 HCG 水平的升降和 B 超判断胎元之存殒;并根据全身症状、舌脉等分辨破损期或未破损期。

2. 停经、腹痛、出血虽为异位妊娠典型三联征,但不是必需的症状,本病临床表现多种多样,应具体问题具体分析,不可拘泥于典型症状。

3. 对于异位妊娠待排患者,必须入院进一步诊治。

【辨证思路】

1. 明确诊断

(1)病史:可有盆腔炎、不孕症病史,或既往异位妊娠病史,或服用紧急避孕药,或有宫内节育器。

(2)可有停经、腹痛、阴道不规则流血,亦可没有症状。

(3)全身检查:生命体征及下腹部疼痛、移动性浊音情况。

(4)妇科检查:可有宫颈举痛、摇摆痛,宫体质软略增大,一侧附件区可有压痛或包块,内出血多时有子宫漂浮感。

(5)尿妊娠或血 HCG 阳性。

(6)B 超:未见宫内妊娠证据,可于附件区探及包块。

(7)诊断性刮宫:排除宫内妊娠。

(8)腹腔穿刺或阴道后穹隆穿刺:明确是否有腹腔内活动性出血,明确手术指征。

2. 鉴别诊断　该疾病虽属于妇科急腹症,但患者可能于普外科、急诊、消化科等首次就诊。故本病的鉴别诊断需考虑妊娠相关疾病,妇科非妊娠疾病,普外科急腹症等(表 4-2)。鉴别可资病史,以及血 HCG 测定、B 超、CT 等辅助检查结果。

3. 辨证论治　本病可危及孕妇生命,治疗不可拘泥于中医手段,必须采取中西医结合治疗。在治疗过程中,如患者生命体征出现不稳定,腹腔出现活动性出血,应及时抢救并采取急诊手术。患者术后可根据相应中医证型对症治疗(图 4-5、图 4-6)。

本病的中医治疗以活血化瘀为基本治法。未破损期患者的治疗,必须在生命体征稳定,并有输血、输液及手术准备的保障下才能进行,治疗过程中随

表4-2 异位妊娠与急性盆腔炎、急性阑尾炎、卵巢黄体破裂、卵巢囊肿蒂扭转和宫内妊娠流产的鉴别诊断

	异位妊娠	急性盆腔炎	急性阑尾炎	卵巢黄体破裂	卵巢囊肿蒂扭转	宫内妊娠流产
停经	多有	无	无	多在排卵后黄体期发生	无	有
腹痛	突发撕裂样疼痛下腹一侧开始	下腹持续性疼痛	持续性疼痛从上腹开始转移至右下腹	下腹一侧突发性疼痛	下腹一侧突发性疼痛,可伴有呕吐	下腹阵发性坠痛
阴道流血	多量少色黯红	无	无	无或有	无	量少到多,可有血块和妊娠组织
休克	可有,程度与出血量正相关	无	无	可有	无	可有,程度与出血量正相关
体温	正常或稍高	升高	升高	正常	稍高	正常
盆腔检查	可有宫颈举痛,宫旁或直肠子宫陷凹可扪及肿块	宫颈举痛,有输卵管积液时可触及肿块	直肠指检右侧高位压痛	可无肿块触及,一侧附件压痛	宫颈举痛,卵巢肿块边缘清晰,蒂部触痛明显	宫口稍开,子宫增大,变软
白细胞计数	正常或稍高	升高	升高	正常或稍高	稍高	正常
血红蛋白	破裂后多下降	正常	正常	下降	正常	可下降
后穹隆穿刺	可抽出不凝血	可抽出渗出液或脓液	阴性	可抽出不凝血	阴性或抽出渗出液	阴性
血HCG	多为阳性	阴性	阴性	阴性	阴性	多为阳性
B超	一侧附件伴低回声孕囊	可见附件增粗	子宫附件正常	一侧附件伴低回声区	一侧附件伴低回声区,边缘条索状	宫内或可见胚囊

时根据患者病情变化来调整治疗方案。

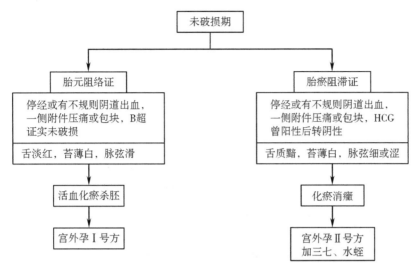

图 4-5　异位妊娠的辨证论治（未破损期）

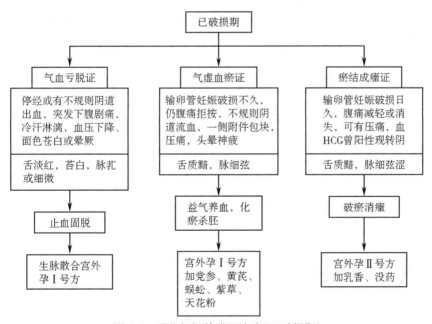

图 4-6　异位妊娠的辨证论治（已破损期）

【病例思维程序示范】

患者,女,已婚已育,35 岁,停经 44 天,左下腹痛 1 天,少量阴道出血 1 天。

血 HCG1 894IU/L,P2.8nmol/L,B 超示子宫 57mm×45mm×33mm,内膜 6mm,左附件区见 14mm×16mm 大小无回声区,未见明显宫内妊娠结构。T:37.6℃,P:74 次 /min,R:16 次 /min,BP:115/75mmHg,妇科检查:外阴阴性;阴道见少量积血;子宫前位,略增大,宫颈举痛、摇摆痛(+);附件:左侧附件区轻压痛,未及明显包块,舌淡红,苔薄白,脉弦滑。

辨证思维程序:

第一步:明确诊断。

患者妊娠状态,宫内未见明显妊娠结构,查血 HCG1 894IU/L,B 超示子宫 57mm×45mm×33mm,内膜 6mm,左附件区见 14mm×16mm 大小无回声区,故排除宫内妊娠,高度怀疑异位妊娠。

第二步:可做哪些检查。

患者生命体征平稳,应做 B 超检查了解子宫附件情况,查血常规、凝血功能、肝肾功能、血型、血糖、肿瘤标志物、胸片等,必要时行诊断性刮宫术进一步明确诊断,也可行内科检查,如测量血压、查心电图等,排除内科相关疾病。

第三步:辨证论治。

根据患者血 HCG 水平、B 超情况,与家属充分沟通后可选择甲氨蝶呤(MTX)肌内注射行杀胚治疗。根据患者情况辨证为胎元阻络证,治以活血化瘀杀胚,方选宫外孕Ⅰ号方加减口服治疗。

处方:赤芍 9g,丹参 12g,桃仁 12g,蜈蚣 3g,紫草 6g,天花粉 15g,三七 3g。7 剂。

用法:日一剂,水煎服,分 2 次服。

(自拟医案)

异位妊娠的诊治流程总结如图 4-7 所示。

【典型医案】

李祥云医案

徐某,女,29 岁,已婚。

初诊:婚前有做人工流产史,婚后不孕,子宫输卵管造影术(HSG)示:双侧输卵管积水,伞端黏连。因"停经 43 天,阴道出血 1 天,小腹隐痛 1 天"就

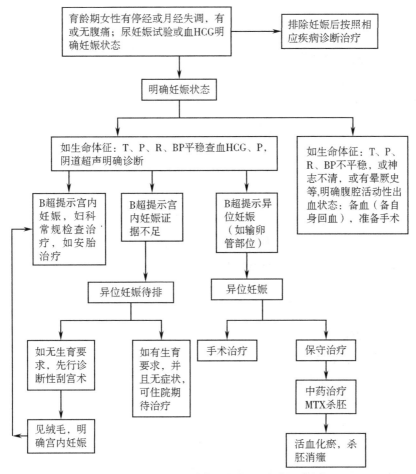

备注:明确诊断后且生命体征稳定可予中药协助治疗

图 4-7 异位妊娠诊治流程图

诊,查血 HCG768.7IU/L,B 超:宫内未见孕囊,右侧附件混合性包块 31mm×26mm×24mm,盆腔积液 18mm。2 日前于普陀区妇幼保健院行 MTX 杀胚治疗。刻下:阴道出血已净,少腹隐痛,苔薄质黯,脉弦滑。月经史:月经初潮 15 岁,周期 4~5/30 天,量少,色黯有血块。生育史:0-0-2-0。病机:少腹瘀滞,胎元阻络,结而成癥。治则:活血化瘀,消癥杀胚,通络止痛。

处方:三棱 12g,莪术 12g,赤芍 9g,丹皮 9g,丹参 9g,桂枝 6g,桃仁 12g,党参 12g,黄芪 12g,茯苓 9g,蒲公英 30g,小茴香 6g,鳖甲 12g,制乳香 6g,制没药 6g。

注意事项:应注意腹痛情况,随访血 HCG 及 B 超,保持大便通畅,避免增加腹压。

1 周后血 HCG 降至 10.3IU/L,B 超:右附件包块 16mm×16mm×11mm,盆腔积液 10mm,腹痛消失。

按语:患者流产后摄生不慎,湿毒之邪乘虚而入客于子门,阻遏经脉,而致气滞血瘀,冲任不畅,以致胎元运行受阻,不能进入胞宫而滞留于胞外,故宫内未见孕囊;而胎元阻滞胞脉,使气血运行不畅,故见少腹隐痛,瘀血阻络,血不循经,故有阴道出血;用药以活络效灵丹合桂枝茯苓丸加减,方中三棱、莪术、乳香、没药破瘀消癥,行气止痛,桃仁活血化瘀,散而不收;丹参、赤芍化瘀生新,活血养血;桂枝、小茴香温通经脉,活血止痛;鳖甲软坚散结;蒲公英、丹皮、茯苓清热散瘀,利水消肿,促进盆腔炎症吸收。消癥杀胚药物易耗伤气血,故加党参、黄芪补中益气扶正,使机体气血得养,损伤得复。

(李祥云.妇科疑难病治验录[M].北京:人民卫生出版社,2016.)

【常用经典方剂及中成药】

1. 经典方剂

(1)宫外孕Ⅰ号方(山西医学院第一附属医院)

功能:活血化瘀杀胚。

主治:宫外孕未破损期。

组成:赤芍,丹参,桃仁。

用法:日一剂,水煎服,分 2 次服。

(2)宫外孕Ⅱ号方(山西医学院第一附属医院)

功能:化瘀消癥。

主治:宫外孕已破损期胎瘀阻滞证。

组成:赤芍,丹参,桃仁,三棱,莪术。

用法:日一剂,水煎服,分 2 次服。

2. 中成药

(1)大黄䗪虫胶囊:4 粒,口服,一日 3 次。

(2)散结镇痛胶囊(龙血竭、三七、浙贝母、薏苡仁):4 粒,口服,一日 3 次。

(3)丹参注射液:20ml,静脉滴注,每日 1 次。适用于气血亏脱手术后和其他各型。

(赵　巍)

第三节 胎漏、胎动不安

【概述】

妊娠期间阴道少量流血,时作时止,或淋漓不断,而无腰酸腹痛,小腹坠胀者,称为胎漏。妊娠期间仅有腰酸、腹痛或下腹坠胀,或伴有少量阴道出血者,称为胎动不安。

【主要病因病机】

本病的病因有母体与胎元两方面,胎元方面的病因主要为父母之精气不足,母体方面的病因主要有肾虚、气血虚弱、血热以及父母精气不足。其主要病机是冲任损伤,胎元不固(图 4-8)。

1. 胎元方面

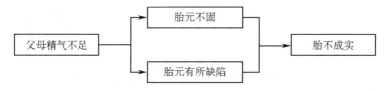

2. 母体方面

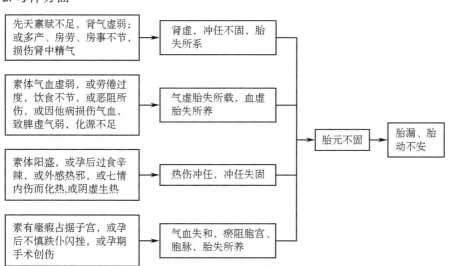

图 4-8 胎漏、胎动不安的主要病因病机

【辨证注意点】

根据阴道流血、腹痛、腰酸、下坠的性质,并结合全身症状及舌脉之征进行辨证,应重视患者先天禀赋、体质、情志因素以及他病病史、服药史、生育史、有无外伤史等。

【辨证思路】

1. 明确诊断,确定宫内妊娠及证候之虚实、寒热,病变之脏腑。

(1)询问病史、症状、体征,完善相关实验室检查,B超测试提示宫内妊娠。

(2)可根据患者阴道出血、腹痛、腰酸、下腹下坠的性质,结合全身症状及舌脉之征进行辨证,明确属于肾虚证、气血虚弱证、血热证还是血瘀证。一般妊娠期间阴道少量淡黯流血,腰酸腹坠痛,舌淡苔白,脉沉滑尺弱属肾虚证;淡红稀薄流血,小腹空坠疼痛,舌淡苔薄白,脉细滑属气血虚弱证;鲜红流血,小便短黄,大便秘结,舌红苔黄,脉滑数属血热证;黯红流血,孕妇有癥积病史或妊娠期间跌仆闪挫史,舌黯红,或有瘀斑,脉弦属血瘀证。

2. 鉴别诊断　本病应与堕胎、小产、胎死不下、异位妊娠、葡萄胎等鉴别(表4-3)。

表 4-3　胎漏、胎动不安与其他疾病的鉴别诊断

	胎漏、胎动不安	胎死不下	堕胎、小产	异位妊娠	鬼胎
西医病名	先兆流产	稽留流产	完全流产	异位妊娠	葡萄胎
阴道出血	少量	少量或无	少或血止	多或少	有
下腹痛	无或轻	无	消失	阵发性	无
组织物排出	无或轻	无	全部	无	水泡样物
宫颈	未扩张	闭或松	已闭合	闭	闭
宫体大小	与孕周相符	较孕周小	正常大小或略大	小于孕周	大于孕周
尿妊娠试验	阳性	弱阳性或阴性	弱阳性或阴性	阳性	阳性
B超	有胎心	见孕囊,无胎心,孕囊大小与孕周不符	宫内无妊娠组织	B超宫内未见孕囊,宫外见混合性包块	B超提示宫内可见弥漫分布的光点和小囊样无回声区

3. 辨证论治(图 4-9)

(1)本病当根据阴道出血、腹痛、腰酸、下腹下坠的性质,结合全身症状及舌脉之征进行辨证。

(2)本病治法以安胎为大法,以补肾固肾为基本治法,结合辨证配合健脾益气、补血养阴、清热凉血、化瘀固冲等治疗。

(3)胚胎结于胞宫且胎元正常者,予以安胎治疗。

(4)若胎元已殒或胎堕难留,则需及时下胎益母。

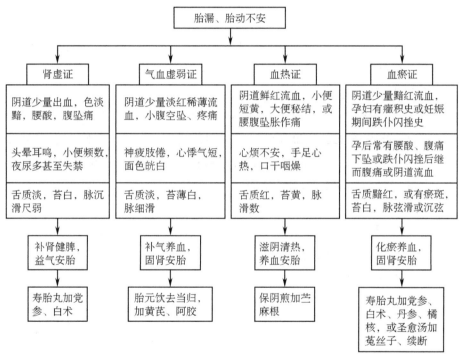

图 4-9 胎漏、胎动不安的辨证论治

【病例思维程序示范】

张某,女,36 岁。平素月经规律,月经 12 岁来潮,周期 6/31 天,量中,无痛经,LMP:6 月 20 日,量中如常,现患者停经 67 天,1 周前无明显诱因下感到腰腹坠胀,近 3 日出现阴道少量咖啡色排液,约每日用 1 张护垫,故来就诊。就诊时阴道少量咖啡色排液,略有腹胀,腰酸,头晕耳鸣,夜尿频数。舌淡红,苔薄白,脉滑。外院查尿 HCG(+),B 超:子宫 55mm×42mm×53mm,宫内见无回声区 24mm×18mm,见卵黄囊,见胎心,提示:宫内早孕。妇科检查阴道少量咖啡色分泌物,宫颈光,宫口闭,无活动性出血,宫体附件患者拒查,未检。

辨证思维程序:

第一步:明确诊断,确定宫内妊娠及证候之虚实、寒热,病变之脏腑。

肾为冲任之本,胞系于肾,肾虚而冲任失固,系胞无力,故孕后出现阴道出血,色淡黯,小腹坠胀不适;腰为肾之府,肾虚外府失荣,故腰酸;肾虚髓海不充,脑失所养,故头晕耳鸣;肾虚膀胱失约,故夜尿频数;舌淡红,苔薄白,脉滑均为肾虚之候。故此患者诊断为胎动不安,肾虚证。

第二步:可做哪些检查。

可以做 B 超检查,测定血 HCG、孕酮水平等排除异位妊娠、葡萄胎等疾病,并预测妊娠转归。

第三步:辨证论治。

因辨证为肾虚证,治当补肾健脾,益气安胎,方选寿胎丸加减。

处方:菟丝子 12g,川断 12g,桑寄生 12g,补骨脂 12g,杜仲 12g,潞党参12g,白术 12g,怀山药 12g,云茯苓 12g,苎麻根 12,阿胶(烊化)6g。3 剂。

用法:水煎服,日 1 剂,分 2 次服。

调护:

1. 注意休息。

2. 随访血 HCG、B 超,随访其病情变化。

3. 腹痛剧,出血多随时就诊。

（自拟医案）

胎漏、胎动不安的诊治流程总结如图 4-10 所示。

【典型医案】

罗元恺医案

黄某,女,23 岁,1978 年 10 月 8 日初诊。

患者停经 2 个多月,因劳累后出现阴道少量流血 5 天,色鲜红,小腹隐痛及下坠感,腰微酸。舌稍淡、尖边较红,脉细滑略弦。停经 50 多天尿妊娠试验阳性。1 年前自然流产 2 次,均发生于早孕 2 个多月。未生育。诊为胎动不安,证属肾阴不足,兼肝经虚热,治宜滋肾健脾,益气安胎,佐以养肝清热止血。

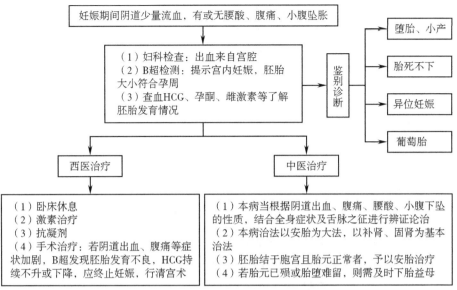

图 4-10　胎漏、胎动不安诊治流程图

处方:菟丝子 25g,续断 15g,桑寄生 15g,阿胶(烊化)12g,墨旱莲 15g,女贞子 15g,白芍 10g,生甘草 5g,荆芥炭 6g。

服药 3 剂后,阴道流血和腹痛已逐渐停止,但仍有腰酸和大便干结。按上方去荆芥炭、白芍,改用桑椹子 15g、肉苁蓉 15g,4 剂后诸症消,舌脉正常。继用二诊方去墨旱莲,改用怀山药 15g,续用 6 剂,后每周服药 3 剂巩固治疗,至妊娠 5 个月停药,足月顺产一男婴。

按语:患者屡孕屡堕,乃肾虚系胞无力。此次早孕劳累后又腰酸腹痛,阴道少量鲜红色流血,乃阴虚内热,扰动胎元,胎元不固。用寿胎丸补肾安胎,二至丸与白芍养肝清热,阿胶、荆芥炭止血而收敛。因肾虚甚而腰酸不除,又大便结,故去荆芥炭、白芍之收涩,改用桑椹子、肉苁蓉增强固肾通便的作用。再继用怀山药以助健脾化源,终至成功妊娠至足月分娩。

(罗颂平,张玉珍.罗元恺妇科经验集[M].上海:上海科学技术出版社,2005.)

【常用经典方剂及中成药】

1. 经典方剂

(1) 寿胎丸(《医学衷中参西录》)

功能:补肾健脾,益气安胎。

主治:胎漏、胎动不安(肾虚证)。

组成:菟丝子,桑寄生,川断,阿胶。

用法:日一剂,水煎服,分2次服。

(2)胎元饮(《景岳全书》)

功能:补气养血,固肾安胎。

主治:胎漏、胎动不安(气血虚弱证)。

组成:人参,杜仲,白芍,熟地,白术,陈皮,炙甘草,当归。

用法:日一剂,水煎服,分2次服。

(3)保阴煎(《景岳全书》)

功能:滋阴清热,养血安胎。

主治:胎漏、胎动不安(血热证)。

组成:生地,熟地,黄芩,黄柏,白芍,山药,川断,甘草。

用法:日一剂,水煎服,分2次服。

(4)圣愈汤(《兰室秘藏》)

功能:化瘀养血,固肾安胎。

主治:胎漏、胎动不安(血瘀证)。

组成:人参,黄芪,熟地,当归,川芎,生地,。

用法:日一剂,水煎服,分2次服。

2. 中成药

滋肾育胎丸:适用于肾虚和脾肾两虚,每次5g,每日3次。

(肖　珊)

第四节　滑　胎

【概述】

　　凡堕胎、小产连续发生3次或以上者,称为"滑胎",亦称"数堕胎""屡孕屡堕"。西医称为"习惯性流产"或"复发性流产"。

【主要病因病机】

　　冲任损伤、胎元不固是其主要病机,母体因素和胎元异常均可导致屡孕屡堕(图 4-11)。

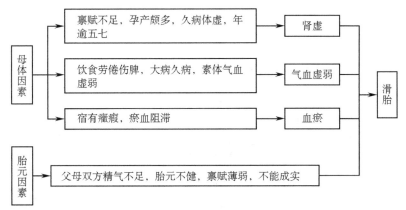

图 4-11　滑胎的主要病因病机

【辨证注意点】

1. 本病以虚证居多,以脏腑、气血辨证为主,论治宜分孕前、孕后两阶段进行。

2. 再次妊娠前,务必明确病因,辨病与辨证结合,调理脾肾气血以固本。经不调者,当先调经。他病致滑胎者,先治他病。

3. 孕后应予保胎治疗,治疗期限应超过以往堕胎、小产之孕周。若因胎元不健所致滑胎,则非药物可以奏效。

【辨证思路】

1. 明确诊断

(1) 病史:堕胎或小产连续发生 3 次或以上。

(2) 症状:可无明显症状。

(3) 辅助检查:检查滑胎原因。是否有女性子宫发育异常,内膜情况,宫颈功能;夫妻双方染色体等遗传性因素;血型及血型抗体;女方黄体、垂体和甲状腺功能;男方精液常规;免疫功能;致畸因素等。发生堕胎、小产时可留取胚胎组织做染色体检查。

2. 鉴别诊断　胎元不固有一定的演变规律,不同阶段分别表现为胎漏、胎动不安、堕胎、小产、胎死不下、滑胎。其病机相关,病症互变,故滑胎应与胎元不固过程中的不同阶段表现出来的疾病相鉴别。

3. 辨证论治 滑胎多虚证,可兼夹瘀、热,辨证着重于脏腑、气血,根据证候进行调治(图 4-12)。

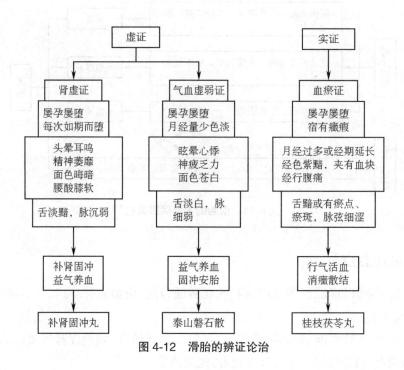

图 4-12 滑胎的辨证论治

【病例思维程序示范】

王某,女,36 岁,已婚 8 年,连续堕胎 3 次,每次妊娠 2 个月余应期而堕,平素月经量多,色淡红,神疲体倦,夜寐不安,胃纳欠佳,腰酸痛,下腹坠胀,面色苍白,舌淡红,苔略白腻,脉细滑。

辨证思维程序:

第一步:明确诊断,分清虚实,辨明脏腑。

患者连续堕胎 3 次,年逾五七,且为应期而堕,平素月经量多,由肾气亏损,脾气虚弱所致。先天与后天俱虚。肾气不足,腰酸痛,下腹坠胀,致连续堕胎;脾气虚弱,故神疲体倦,胃纳不佳;患者气血虚弱,故面色苍白。因此,调治之法,以补肾健脾为主,调经,助孕,一脉相承。

第二步:可做哪些检查。

可在 3 次堕胎时查胚胎染色体。可做 B 超检查以了解子宫及附件情况,可做内分泌检查了解黄体功能、卵巢功能、垂体功能和甲状腺功能;查免疫功能如封闭抗体、细胞因子和自身抗体等;可做 TORCH 筛查等排除致畸因素;必要时查夫妻双方染色体,配偶精液常规等。

第三步:辨证论治。

本例患者辨证为脾肾两虚,治疗当补肾健脾,处方以补肾固冲丸加党参、白术、茯苓。

处方:熟地 15g,菟丝子 15g,桑寄生 12g,续断 9g,仙灵脾 15g,党参 12g,白术 15g,茯苓 12g,杜仲 9g,当归 9g。7 剂。

用法:日一剂,水煎服,分 2 次服。

（自拟医案）

滑胎的诊治流程总结如图 4-13 所示。

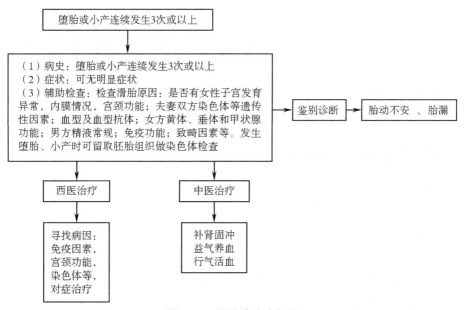

图 4-13　滑胎诊治流程图

【典型医案】

蒲辅周医案

姚某,女,35 岁。已婚。1958 年 5 月 30 日初诊。

婚后 12 年,先后流产或早产 5 次。其中一次是妊娠 4 个月流产,余均为妊娠 5 个月或 6 个月。每于妊娠 1 个月后必漏血 10 余天,并同时出现血压降低,引起头晕,至妊娠 3 或 4 个月时出现左腿及左腰疼痛,虽屡次积极进行保胎措施,仍不能避免妊娠之中断。现已孕两个月余,近 20 天内恶心呕吐,择食,大便稍干,小便正常,精神差,睡眠尚可。诊其脉左关沉弦短,右沉滑,舌正无苔。根据病史西医诊断为习惯性流产,中医则属滑胎。现有恶阻之象,治宜先调脾胃,次固肝肾;待脾胃健强,续予补肝肾以固胎本,并建中气以养胎元。

处方:台党参二钱,白术二钱,茯苓二钱,炙甘草一钱,广陈皮一钱五分,砂仁一钱,藿香二钱,山药三钱,生姜三片,大枣三枚。

此方缓服 3 剂,恶阻止后,续服下方,以泰山磐石散与安胎银苎酒加减合方:熟地黄四钱,白术二钱,制黑川附子一钱,别直参一钱,杜仲三钱,当归一钱,桑寄生三钱,杭巴戟三钱,苁蓉三钱,川续断二钱,苎麻根三钱。

此方每剂煎服两次,每次煎 1 个小时,共取 400ml,分两次温服。一周服一剂,并绝对控制性生活,以免扰动胎元。

患者按法服之,直至足月顺利分娩。

按语:本例患者五次流产,已成滑胎之证,究其原因,一系脾胃虚弱,胎气失养,一系肝肾不足,胎本不固。治之之法,首调脾胃,继则肝肾,使胎得所养而本且固。佐以苎麻根等以兼顾胎漏,因而第 6 次妊娠赖以足月顺产,其效甚显。

(中国中医研究院 . 蒲辅周医案[M]. 北京:人民卫生出版社,2005.)

【常用经典方剂及中成药】

1. 经典方剂

所以载丸(《女科要旨》)

功能:补肾填精益气。

主治:滑胎(肾气亏损证)。

组成:白术,桑寄生,杜仲,人参,茯苓。

用法:日一剂,水煎服,分 2 次服。

2. 中成药

(1)滋肾育胎丸:适用于肾虚和脾肾两虚,每次 5g,每日 3 次。

(2)孕康颗粒:适用于脾虚、脾肾两虚,或兼虚热,每次 1 包,每日 3 次。

(赵　巍)

第五节 胎 死 不 下

【概述】

胎死胞中,不能及时产出者,称为"胎死不下",亦称"子死腹中"。西医学称为"稽留流产",及妊娠中晚期的"死胎"。

【主要病因病机】

本病的主要病因病机为气血失调,不能促胎外出(图 4-14)。

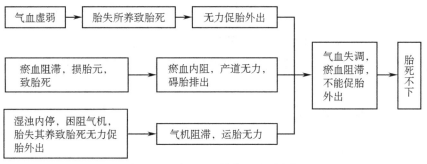

图 4-14 胎死不下的主要病因病机

【辨证注意点】

1. 本病需根据妊娠月份、胎死时间、全身症状、舌脉等辨虚实。

2. 根据气血、瘀阻两方面进行辨证。有停经史,可无明显症状。

3. 在妊娠早期早孕反应、乳胀等感觉消失;中晚期自觉胎动停止,子宫不再增大。若胎儿死亡时间较长,可见口中恶臭,阴道流血,腰酸腹坠等症。

【辨证思路】

1. 明确诊断,抓主症以辨虚实,气血。

(1)有停经史,或有胎漏、胎动不安史。

(2)B超检查:无胎心、胎动;甚可见胎头塌陷,胎盘肿胀。

(3)实验室检查:血常规、凝血功能。

根据小腹疼痛感,阴道出血之质地、量,是否有心悸气短、面色苍白、头晕眼花等症状,以及舌苔、脉象等综合判断气血虚实。

2. 鉴别诊断(表 4-4)

表 4-4 胎死不下与胎萎不长的鉴别诊断

	胎死不下	胎萎不长
阴道流血	无或色咖啡	无或少量
下腹痛	无	无
组织物排出	无	无
妇科检查宫颈	未扩张	未扩张
宫体大小	较孕周小	较孕周小
B 超	胎囊变形、无胎心	有胎心

3. 辨证论治(图 4-15) 本病的治疗大法以下胎为主。需采取中西医结合治疗。下胎之法,对于妊娠早期胚胎停止发育时,首选清宫术;对于妊娠中期胎死不下者,可行引产术。

手术前后加用中药帮助死胎及胞衣排出,结合中药益气养血,活血祛瘀,促进瘀血排出。但需要根据孕妇体质强弱、证候虚实,不宜概行攻伐,应审慎用药,防止正气受损。

胎死过久容易发生凝血功能障碍,如果凝血功能异常,应纠正后再行手术。

【病例思维程序示范】

患者,女,已婚已育,37 岁,停经 68 天,小腹隐痛 1 周,极少量阴道出血 1 周。刻下 B 超示:子宫 70mm×58mm×47mm,宫内孕囊 37mm×35mm×30mm,胚芽 8mm,未见胎血管搏动。血 HCG 12 456mIU/L,P36nmol/L。刻下:时有小腹隐隐作痛,自述有小腹冷感,阴道少量淡红色分泌物,面色苍白,头晕,乏力,气短,夜寐差,二便调,胃纳差,恶心较前减轻,舌淡,苔白,脉细弱。

辨证思维程序:

第一步:明确诊断,辨清气血虚实。

患者气血虚弱,气虚运送无力,血虚产道失于濡润,固胎死腹中久不产下;死胎内阻,气机不利,胞宫失于温养,故小腹隐痛伴冷感;气血虚弱,冲任不固,故阴道可见淡红色血水流出;气血不足,内不荣脏腑,外不荣肌肤,上不荣清

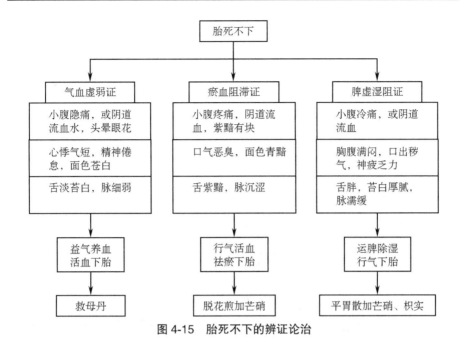

图 4-15 胎死不下的辨证论治

窍,故精神倦怠,气短,头晕;舌淡苔白,脉细弱为气血虚弱证。

第二步:可做哪些检查。

妇科检查判断宫颈是否已开,可以做 B 超检查了解子宫及附件情况,查血常规、凝血功能、胸片等,必要时行清宫术以排除滋养细胞肿瘤,也可行内科检查,如测量血压以及查心电图、超声心动、甲状腺功能等,排除内科相关疾病。

第三步:辨证论治。

因辨证为气血虚弱证,治当益气养血,活血下胎。

处方:当归 9g,川芎 9g,党参 12g,益母草 15g,赤石脂 9g,荆芥 9g。7 剂。

用法:日一剂,水煎服,分 2 次服。

（自拟医案）

胎死不下的诊治流程总结如图 4-16 所示。

【典型医案】

朱某,女,38 岁。2015 年 10 月 29 日初诊。停经 2 个月余,今发现超声提示胚胎停育。停经 42 天后患者自测尿妊娠试验阳性,后用中药安胎治疗及

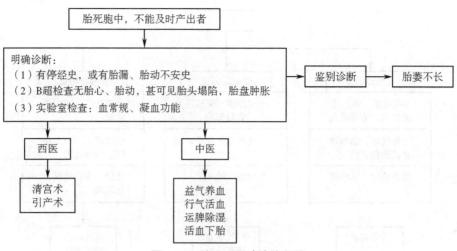

图 4-16 胎死不下诊治流程图

定期监测血性激素水平。孕 8 周时发现激素水平上升欠佳,今日行 B 超检查提示:胚胎停止发育。患者同意停止保胎,要求中药活血化瘀治疗。刻诊:末次月经为 2015 年 8 月 28 日。患者见少量暗色阴道出血,小腹隐痛,面色青暗,舌淡略暗,苔薄,脉沉弦。证属瘀血阻滞,胎死不下。治宜行气活血,祛瘀下胎。方用何氏脱花煎加减:当归、丹参、生蒲黄、川牛膝、车前子各 30g,川芎、焦山楂各 15g,益母草 50g,桃仁、红花各 10g,水蛭 6g。5 剂。嘱其注意观察阴道出血情况和肉样物排出情况,若腹痛明显,及时就诊。服药 5 天后,患者开始出现阴道出血同月经量,伴中量血块。2 小时后见肉样组织排出,伴下腹胀痛加重。

2015 年 11 月 6 日二诊:复查 B 超提示宫内无残留,内膜双层厚 1.1cm。刻诊:自觉乏力气短,仍见少量暗褐色阴道出血,腹痛渐缓,腰酸无力,舌淡苔薄脉沉。改前方当归 20g,益母草 30g,去车前子、水蛭,加用丹皮、五灵脂、血余炭、龟板各 10g,炮姜 6g,莲房、红藤各 30g,黄芪 20g,熟地 12g,砂仁 3g,狗脊 15g。服上方 7 日后复诊:阴道出血止,其余诸症渐减,复查 B 超提示宫内无残留。

按语:何氏脱花煎是浙江何氏妇科流派多年来治疗孕早期稽留流产的经验方,何师认为,若仅用生化汤、失笑散等活血化瘀之剂,有时难以奏效,需采用化瘀重剂,应以"活血化瘀,去瘀生新"为治疗大法。用药上,除加大生化汤用药剂量外,合用脱花煎以加强破瘀功效。何氏脱花煎药物组成:当归 30g,川芎 15g,益母草 50g,桃仁 10g,丹参 30g,生蒲黄 15g,红花 10g,川牛膝 30g,车前子 30g,焦山楂 15g,水蛭 6g,炙甘草 3g。功用活血破瘀消癥。脱花煎原方出自《景岳全书》,原方用于治疗难产或胎死不下,并有催生之功。治疗分前后两期:前期重在祛瘀生新,下胎益母。活血而择辛滑者用之,则瘀血无停滞之弊,故重用当归、川芎、丹参、益母草活血祛瘀,催生下胎。其中当归 30g,旨在补血活血,使新血充养,瘀血自去,犹如河中水满,瘀秽自易排泄;更有桃仁滑利通瘀;生蒲黄活血化瘀;川牛膝活血行血,引血下行;车前子滑利泄降;焦山楂散瘀行滞,行中有止;炙甘草调和诸药。后期针对产后多虚的特点,在祛瘀同时兼以养血益气,补益正气。方中可加用党参、黄芪、白术等健脾益气以助化瘀,熟地、龟板、萸肉、狗脊等补血养阴,佐以少量砂仁理气,炮姜温运脾阳,使补而不腻。何氏妇科认为,"胎死不下",胞宫留瘀,累及冲任,伤及气血;气血失调,不能促胎外出。或因气血虚损,无力促胎排出;或因瘀血阻滞,碍胎排出。虚和瘀是病机要点,故祛瘀生新、养血益气是治疗本病的关键。根据稽留流产之特点,"瘀血"是其病理核心,而冲任气血的虚损及冲任气血的瘀滞同为稽留流产后诸血证的病理基础,故治疗立法,既要补其不足,亦要损其有余,最终达到冲任气血调和,胞宫藏泻有余。

[褚蕴,赵宏利,何嘉琳.何氏脱花煎治疗稽留流产之经验[J].黑龙江中医药,2016,(1):43-44.]

【常用经典方剂及中成药】

1. 经典方剂

桂枝茯苓丸(《金匮要略》)

功能:活血祛瘀消癥。

主治:胎死不下(瘀血阻滞型)。

组成:桂枝,茯苓,牡丹皮,赤芍,桃仁。

用法:日一剂,水煎服,分 2 次服。

2. 中成药

桂枝茯苓胶囊:每次 3 粒,每日 3 次。适用于瘀血阻滞型胎死不下。

(赵　巍)

第六节　妊　娠　肿　胀

【概述】

妊娠中晚期肢体、面目发生肿胀者称为"子肿",亦称"妊娠肿胀"。

【主要病因病机】

本病的主要病因病机为脾虚、肾虚或气滞,导致水湿痰聚发为子肿(图4-17)。

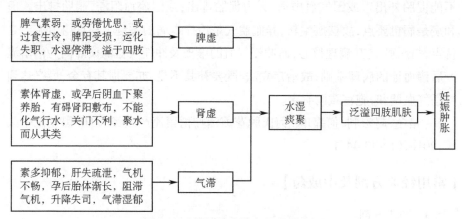

图 4-17　妊娠肿胀的主要病因病机

【辨证注意点】

1. 本病需辨水病与气病。

2. 子肿、子晕、子痫三者在病机上有内在联系,病证可逐渐演变,临证应注意疾病传变及预后转归。

【辨证思路】

1. 明确诊断　询问病史、症状、体征,完善相关实验室检查,结合全身症状及舌脉之征进行辨证。

(1)病史:可有慢性肾炎、高血压、糖尿病、心脏病、贫血、营养不良等病史,或高龄初孕、多胎妊娠、羊水过多等情况。

（2）症状:妊娠20周后出现水肿,多由踝部开始,渐延至小腿、大腿、外阴部、腹壁,甚至全身水肿或腹水。若无明显水肿,但每周体重增加超过0.5kg者,为阴性水肿。

（3）检查:根据水肿部位,确定水肿的严重程度。水肿局限于膝盖以下为"+",延及大腿为"++",外阴、腹壁水肿为"+++",全身水肿或伴有腹水为"++++"。注意体重、血压、尿蛋白、血红蛋白、肝肾功能等以及时发现子肿病因。B超了解有无羊水过多、胎儿发育情况。

2. 辨证要点　本病需辨水病与气病。水盛而肿,皮薄色亮,按之凹陷难起;证有脾虚、肾虚之别。病在脾者,以四肢、面目浮肿为主;病在肾者,面浮肢肿,下肢尤甚。气病者,皮厚而色不变,随按随起。

3. 鉴别诊断(表4-5)

表4-5 妊娠肿胀与妊娠合并慢性肾炎、妊娠合并心脏病的鉴别诊断

	妊娠肿胀	妊娠合并慢性肾炎	妊娠合并心脏病
病史	可有高血压、慢性肾炎、糖尿病、心脏病、贫血、营养不良等病史	孕前有肾炎史,孕20周前发病	孕前有心脏病史
水肿特点	多由踝部开始,渐延至小腿、大腿、外阴部、腹壁甚至全身	水肿始于眼睑	水肿始于足
伴随症状	可有体重增加等	—	心悸、气短、心动过速、踝部水肿
辅助检查	尿蛋白、血红蛋白可有异常	尿常规尿蛋白阳性,见红细胞,或管型	心功能检查、心脏超声检查

4. 辨证论治　本病的治疗以利水化湿为主,根据"治病与安胎并举"原则,加入养血安胎之品(图4-18)。

【病例思维程序示范】

患者孕7个月,双腿浮肿半个月。近半个月起患者出现浮肿,开始仅为足部浮肿,后延及双腿。胸闷气急,头晕胀痛,小便短少,大便溏薄。刻下:按其下肢皮肤,随按随起,头晕,乏力,气短,夜寐差,舌淡,苔白腻,脉弦滑。

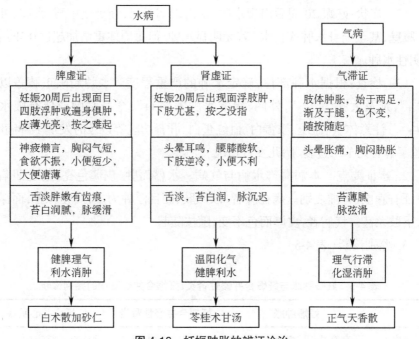

图 4-18　妊娠肿胀的辨证论治

辨证思维程序:

第一步:明确诊断,辨清气病、水病。

患者孕 7 个月,肢体肿胀,始于足部,因气机郁滞,升降失司,清阳不升,浊阴下滞,始肿于足,延于双腿;因气滞故皮色不变,随按随起;清阳不升,故头晕胀痛;苔白腻,脉弦滑,均为气滞湿郁之象。因此,本例患者辨证属气病。

第二步:可做哪些检查。

测量血压、血糖,查尿常规、血常规、肝肾功能、电解质、凝血功能。每周测量体重、宫高、腹围、腿围进一步了解疾病程度。B超检查有无多胎,胎儿发育情况及羊水情况。

第三步:辨证论治。

因辨证为气滞证,治当理气行滞,化湿消肿。

处方:香附 9g,陈皮 9g,乌药 12g,甘草 15g,紫苏 9g,木瓜 9g,干姜 3g。7 剂。

用法:日一剂,水煎服,分 2 次服。

（自拟医案）

妊娠肿胀的诊治流程总结如图 4-19 所示。

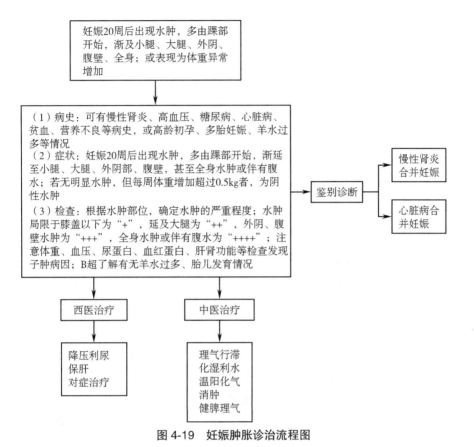

图 4-19　妊娠肿胀诊治流程图

【典型医案】

1. 朱南孙医案

黄某,女,28 岁

初诊:1976 年 11 月 30 日。

患者第一胎孕 8 个月余,孕早期恶阻颇剧,尿酮体阳性,无出血史,本月 15 日起发现足肿,当时血压正常,25 日起全身水肿(++++),咳嗽,胸胁疼痛,纳呆泛恶,便溏,头痛鼻血,皮肤瘙痒,血压 24.0/16.0kPa,尿蛋白(++),有管型颗粒。肝功能检查示谷丙转氨酶 88U/L。肺部听诊有湿啰音。体温 37.2℃。脉象弦细略数,舌质黯,苔黄腻,唇上及两颊有色素沉着。证属肝旺肾虚,虚阳上逆,脾运失司,水湿泛溢。治宜清热平肝降逆,健脾利湿消肿。

处方:赤小豆12g,绿豆12g,黑豆12g,金银花9g,生甘草4.5g,钩藤(后下)15g,土茯苓20g,泽泻12g,天仙藤12g,冬葵子9g,桑白皮12g。5剂。

按语:易发生妊娠中毒症之患者,多肝肾阴虚,脾气不足。怀孕后血聚养胎,阴血愈亏,肝失濡养,则阴虚阳亢。本例患者脾肾两虚,运化失司,体内水湿壅滞,全身肿满,并出现蛋白及颗粒管型,阴血素虚,肝阳浮越,已呈现先兆子痫危候,如肝风内动,则发生子痫。就诊时患者神志清晰,主诉繁多。采用中西医两法并进,避免了手术取胎。方拟清热平肝降逆,健脾利湿消肿,三豆饮加减,全方淡渗滑利,疏泄肝气。10天后服药后肿消,血压下降,隔数日顺产一女。

(朱南孙.朱南孙妇科临床秘验[M].北京:中国医药科技出版社,1994.)

2. 朱小南医案

钱某,女,38岁,已婚。

患者初诊,腹部膨大,面目浮肿,按脉沉紧,舌苔黄腻,孕9个月。最近10日开始出现面目浮肿,胸闷气急,饮食无味,内热心烦,小溲短少,大便溏薄,次数较多,乃按其臂上皮肤,按处成一凹穴,久而不起。证属脾虚湿热,兼有内热。治用健脾利湿,束胎清热法。

处方:黄芪9g,苍白术各4.5g,生地黄9g,焦山栀9g,淡子芩9g,青蒿6g,汉防己9g,新会陈皮9g,茯苓皮9g,地骨皮9g,炒枳壳4.5g。

服上方2剂后,小溲通畅,肿势顿减,因临近产期,旋即分娩而肿势全消。

按语:本例为脾胃虚弱,湿邪停滞。脾虚运化受阻,不能制水,水饮不化,湿淫流注肌肤,形成水肿。复因即将足月,胎儿成长,体积膨大,逼迫胸腹,感觉气促闷胀,又紧逼直肠,导致大便频数。胎热上炎,引起口燥,治疗以补气健脾,促进运化,培土止泻,滋阴凉血,利水消肿。

(朱南孙,朱荣达.朱小南妇科经验选[M].北京:人民卫生出版社,2005.)

【常用经典方剂及中成药】

1. 经典方剂

(1) 四苓散(《丹溪心法》)

功能:健脾利湿行水。

主治:水肿(脾虚湿停)。

组成:茯苓,猪苓,泽泻,白术。

用法:日一剂,水煎服,分2次服。

（2）五皮饮（《证治准绳》）

功能：健脾利水，消肿安胎。

主治：水肿（脾虚湿停）。

组成：陈皮，大腹皮，生姜皮，桑白皮，茯苓皮。

2. 中成药

（1）五苓散：每次 6~9g，每日 2 次。适用于脾虚型子肿。

（2）济生肾气丸：大蜜丸每次 9g，每日 3 次。适用于肾阳虚型子肿。

（赵　巍）

第七节　妊娠眩晕

【概述】

妊娠中晚期，若出现头目眩晕，状若眩冒，甚者眩晕欲厥者，称为"子晕"，亦称"妊娠眩晕""子眩"。

【主要病因病机】

本病的主要病因病机为阴虚阳亢。以脏腑虚损、阴血不足为本，风、火、痰湿为标（图 4-20）。

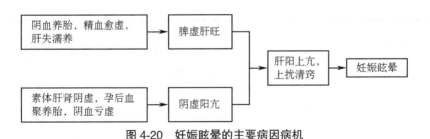

图 4-20　妊娠眩晕的主要病因病机

【辨证注意点】

1. 以眩晕为特征，为本虚标实之证。

2. 子肿、子晕、子痫三者在病机上有内在联系，病证可逐渐演变，临证应注意疾病传变及预后转归。

【辨证思路】

1. 明确诊断　询问病史、症状、体征,完善相关实验室检查,结合全身症状及舌脉之征进行辨证。

（1）病史:可有妊娠肿胀或高血压等病史。

（2）症状:以头晕目眩为主症,常伴有头痛、视物模糊、甚至胸闷、恶心、呕吐,或水肿。如头晕眼花,头痛剧烈,往往为子痫前期,引起重视。

（3）检查:妊娠20周后血压升高至140/90mmHg以上,尿蛋白大于0.3g/24h,或伴水肿。注意监测体重、血压、尿蛋白、血红蛋白、肝肾功能等以协助诊治。可做眼底检查、心电图、胎盘功能等了解疾病严重程度。

2. 辨证要点　阴虚肝旺者以头晕目眩为主;脾虚肝旺者头晕而重,伴肢肿,胸闷泛呕;气血虚弱者必兼气血虚弱之象。

3. 鉴别诊断　本病应与妊娠合并贫血相鉴别（表4-6）。

表 4-6　妊娠眩晕与妊娠合并贫血的鉴别诊断

	妊娠眩晕	妊娠合并贫血
病史	可有高血压或妊娠肿胀病史	无特别
特点	头晕目眩为主症,伴有高血压或尿蛋白升高	头晕乏力,不伴有高血压、蛋白尿
伴随症状	头痛、视物模糊、胸闷、恶心、呕吐、水肿	心悸、气短,下肢、头面水肿
辅助检查	尿常规尿蛋白阳性,见红细胞或管型	血常规

4. 辨证论治　妊娠眩晕为本虚标实之证。治疗大法以平肝潜阳为主,佐以滋肾养阴;或健脾利湿;或调补气血（图4-21）。

【病例思维程序示范】

患者孕8个月余,出现头晕目眩1个月。头胀重坠,面浮肢肿,胸闷,欲呕吐。胃纳差,便溏,乏力,气短,夜寐差,舌淡,苔白腻,脉弦滑。

辨证思维程序:

第一步:明确诊断,辨脾虚或阴虚。

患者孕8个月,头晕目眩为主证。脾虚湿停,痰浊中阻,孕后血聚养胎,阴

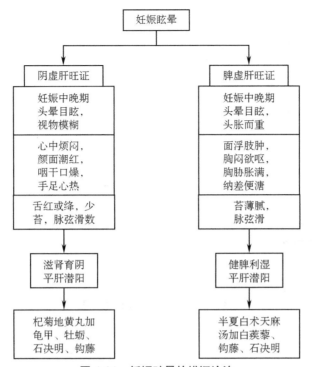

图 4-21 妊娠眩晕的辨证论治

血亏虚,肝失滋养,肝阳夹痰上扰清窍,故头晕目眩,头胀而重;脾失健运,水湿泛溢肌肤,故见面浮肢肿;脾虚肝旺,见胸闷欲呕吐,纳差便溏;苔白腻,脉弦滑,均为脾虚肝旺之象。

第二步:可做哪些检查。

测量血压、24 小时尿蛋白。查尿常规、血常规、肝肾功能、电解质、凝血功能。查眼底功能、心电图、胎盘功能,进一步了解疾病程度。

第三步:辨证论治。

因辨证为脾虚肝旺证,治当健脾利湿,平肝潜阳。

处方:半夏 9g,白术 9g,天麻 12g,茯苓 15g,甘草 9g,橘红 9g,生姜 3g,钩藤 9g,石决明 30g,白蒺藜 15g。7 剂。

用法:日一剂,水煎服,分 2 次服。

(自拟医案)

妊娠眩晕的诊治流程总结如图 4-22 所示。

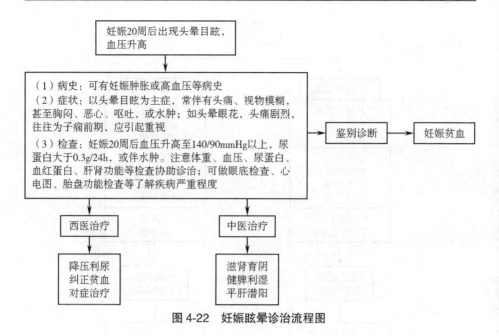

图 4-22　妊娠眩晕诊治流程图

【典型医案】

哈荔田医案

钱某,女,25岁,已婚。素性易怒,现妊娠7个月,头晕目眩,肢麻瘛动,烦躁不安,夜寐不实,目赤口苦,溲如茶汁,大便干燥,下肢微肿,舌红,苔黄腻,脉弦数有力,BP180/100mmHg,此系肝郁化火,动扰心神,阴虚火炽,风阳上扰,乃欲发子痫之兆,须力挽狂澜,法拟息风清热,安神除烦。

处方:嫩钩藤15g,白蒺藜9g,明天麻4.5g,赤芍、粉丹皮、女贞子各9g,东白薇15g,龙胆草、川黄连各6g,首乌藤、云茯苓各2g,炒枣仁9g,天竺黄6g。3剂,水煎服。

连服2剂后眩晕已减,肢瘛渐平,烦闷渐止,夜寐尚安,唯大便不畅,脉弦滑略数,舌苔薄黄,BP160/90mmHg,病入坦途,前方既效,当镂而不舍。

处方:嫩钩藤15g,明天麻4.5g,白蒺藜9g,东白薇15g,龙胆草4.5g,淡条芩9g,粉丹皮9g,女贞子、云茯苓各9g,首乌藤、决明子各9g。

连服7剂,诸症悉已。BP140/80mmHg,停药后血压一直正常,届期举子,情况良好。

按语:本案为肝郁化火,扰乱心神,阴虚火炽,风阳上扰,乃欲发子痫之兆。须力挽狂澜,法拟息风清热,安神除烦。方中赤芍、丹皮、白薇清热凉血息风,

"治风先治血,血行风自灭";嫩钩藤、白蒺藜、明天麻平肝潜阳,首乌藤、女贞子补益肝肾之阴,育阴潜阳,龙胆草、川黄连清肝泻火除烦,天竺黄、云茯苓、炒枣仁清热豁痰,安神定惊。

(哈荔田.哈荔田妇科医案医论选[M].北京:中国科技医药出版社,2014.)

【常用经典方剂及中成药】

1. 经典方剂

天麻钩藤饮(《杂病症治新义》)

功能:平肝息风。

主治:妊娠眩晕(肝阳上扰)。

组成:天麻,钩藤,石决明,山栀,黄芩,川牛膝,杜仲,益母草,桑寄生,夜交藤,朱茯神。

用法:日一剂,水煎服,分2次服。

2. 中成药

(1)杞菊地黄丸:每次4.5g,每日2次。适用于肝肾阴虚型子晕。

(2)天麻片:每次5~6片,每日3次。适用于脾虚肝旺型子晕。

(赵 巍)

第五章 产后病的诊治

第一节 产后发热

【概述】

产褥期内,出现发热持续不退,或突然高热寒战,并伴有其他症状者,称为"产后发热"。西医之"产褥感染",属于本病的感染邪毒证范畴,是产褥期的危急重症,也是导致产妇死亡的四大原因之一。

【主要病因病机】

本病多在产后多虚多瘀的基础上,因感染邪毒、外感、血虚、血瘀而致病(图5-1)。

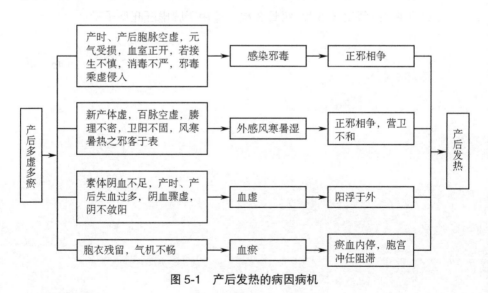

图 5-1 产后发热的病因病机

【辨证注意点】

高热寒战,恶露臭秽,小腹疼痛拒按,舌红苔黄,脉数有力,属感染邪毒;恶寒发热,身痛流涕,苔薄脉浮,属外感发热;产后失血,低热不退,恶露量少,色淡质稀,舌淡,苔薄白,属血虚;恶露色紫黯有血块,小腹疼痛拒按,舌紫黯,脉弦涩,属血瘀证。

【辨证思路】

1. 产后发热,证有虚实,病因不同,症状各异。应根据发热的特点,参照恶露的量、色、质、味及腹痛的性质,以及兼证、舌脉,辨其虚实。

2. 鉴别诊断　本病以发热为主症,应与产褥期有发热表现的其他疾病相鉴别(表 5-1)。

3. 辨证论治　本病以发热为主要特点,根据产后"多虚多瘀"的特点,治疗上以调气血、和营卫为要。感染邪毒者当属重症、危症,须采用中西医结合方法积极救治。

本病的治疗,应本着"勿拘于产后,勿忘于产后"的原则,依据产后"多虚多瘀"的特点,谨守病机,知常达变,补虚不忘除瘀,祛瘀须防伤正(图 5-2)。

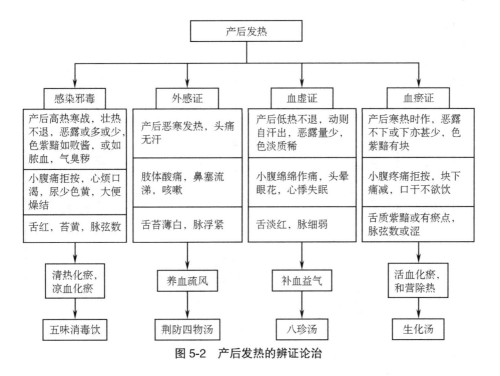

图 5-2　产后发热的辨证论治

表 5-1　产后发热与其他疾病的鉴别诊断

	产后发热	产后淋证	产后乳痈	产后痢疾	产后中暑	蒸乳发热
症状	产褥期持续发热，或突然寒战成高热，或发热时作，或低寒，或发热时作，热缠绵等	产后出现尿频、尿急、淋沥涩痛尿痛等	产后乳房部结块、肿胀疼痛，伴有全身发热，溃后脓出稠厚	大便次数增多，里急后重，脓血便，可有腹痛，肛门灼热等	产时正值炎热酷暑夏季，发病急，口渴、胸闷、心慌，身热多汗，可突然头晕胸闷，甚至昏迷不省人事	发生于产后 3~4 天，乳房胀硬，乳汁未下，或下亦甚少，同有低热，俗称"乳蒸"
体征	会阴局部红肿、压痛，伤口裂开；阴道黏膜充血、渗疡，脓性分泌物增多；宫体压痛，复旧不良	可见外阴伤口愈合不良，尿道口、阴道口充血	乳房可有红肿热痛及结节，可触及腋下肿大的淋巴结，伴有压痛	下腹部可有压痛，肠鸣音亢进，肛门红肿痛	体温增高，心率增快，血压下降，严重者可引出病理性神经反射	可有乳腺结节，略有触痛，无皮肤发热
相关检查	盆腔 B 超、CT、MRI 诊断感染染形成的包块并可定位，CRP 增高	尿常规化验可见白细胞增高，见红细胞增高，B 超则可见红细胞、尿细菌培养可见致病菌	血常规示白细胞增高，B 超提示乳腺见低回声团块，回声不均匀，边界不清，可见少量血流信号	大便常规检查可见白细胞、红细胞，或脓细胞，大便中可见痢疾杆菌	血常规可示白细胞增高，血红蛋白浓度增高	B 超未见明显肿块，白细胞一般不增高

【病例思维程序示范】

程某,女,35 岁。

主诉:产后 22 天,发热 12 天。

患者因子宫收缩乏力行剖宫产。术后伤口愈合好,恶露不多,体温正常。12 天前因休息不好,开始出现发热、恶寒、腹痛、心烦、口渴,小便正常,大便 5 日未解,恶露不多,色黯,有臭味。体温 38.5℃。舌红苔薄,脉细数。

妇科检查:外阴(−),阴道畅,少量黯红色血污,有臭味;宫口已闭,子宫前位,略大,压痛明显,双附件增粗,压痛明显。

辨证思维程序:

第一步:明确诊断,辨明证型。

患者产后 22 天,高热不退,恶露不多,色黯,有臭味,属新产血室正开,胞脉空虚,邪毒乘虚直犯胞宫,正邪交争急剧,故高热寒战、壮热不退;邪毒与血相搏,瘀血互结于胞中,胞脉阻痹,故恶露排出不畅,小腹疼痛拒按;热毒熏蒸,故恶露色如败酱,或如脓血,气臭秽;热扰心神故心烦;热伤津液则口渴,尿少色黄,大便燥结,舌红脉数,均为邪毒内燔之征。故此患者辨证为产后发热,感染邪毒证,病位主要在胞宫。

第二步:可做哪些检查。

查血常规、CRP,做阴道分泌物培养,了解感染菌以及感染程度,做 B 超检查了解盆腔情况,是否有宫腔、盆腔积脓等。

第三步:辨证论治。

因辨证为感染邪毒证,治当中西医结合治疗,给予足量有效的抗生素,结合中药五味消毒饮合失笑散加丹皮、赤芍、益母草。

处方:金银花 9g,野菊花 15g,蒲公英 30g,紫花地丁 15g,紫背天葵子 15g,五灵脂 9g,蒲黄 15g,丹皮 9g,赤芍 12g,益母草 15g。7 剂。

用法:日一剂,水煎服,分 2 次服。

（自拟医案）

产后发热的诊治流程总结如图 5-3 所示。

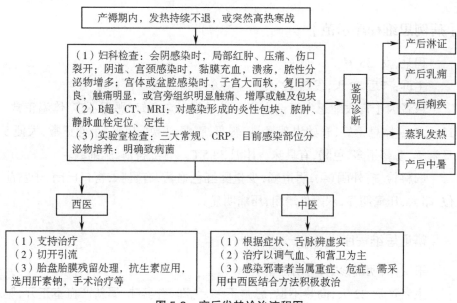

图 5-3　产后发热诊治流程图

【典型医案】

刘奉五医案

马某,女,25 岁,外院会诊病例。会诊日期:1973 年 3 月 23 日。

现病史:患者系因"先兆子痫"入院,于 3 月 15 日分娩,分娩时行会阴侧切、胎头吸引助产,用手取胎盘,出血约 400ml。术后次日,即觉恶寒发热,头项痛。8 天后,高热,谵语,头痛,眼胀,头部有汗,而身无汗,纳少,热前寒战,项背酸痛,恶露不多,有臭味,曾用抗生素治疗,热未退。当天最高体温 40.8℃。实验室检查:尿蛋白(+);查血常规示:白细胞(18~22)×10⁹/L,中性 91%;血液涂片查疟原虫(−)。

舌象:苔薄黄,少津。脉象:浮滑数。

西医诊断:产后高热待查;产后感染。

中医辨证:里热外感,热伏阳明。

治法:清热解毒,通里和表。

方药:连翘一两,金银花一两,蒲公英一两,地丁一两,生石膏一两,丹皮三钱,知母三钱,黄芩三钱,地骨皮四钱,赤芍三钱,犀黄丸三钱(分服)。

3 月 25 日,服药 1 剂后,体温即降至正常,腋窝已见有汗。上方去犀黄丸继服 2 剂,下身已见有汗。而后生石膏改为五钱,再服 3 剂,痊愈出院。

按语:本例西医曾疑诊为产后感染。刘老医生认为,本例辨证属于里热外感,热伏阳明。患者因产后体虚,外邪侵袭太阳,故见头痛,项背酸痛;正邪交争,则恶寒发热。寒邪外束,阳气不能外达,故无汗而恶寒。寒邪逐渐化热入里,阳明热盛,热扰神明,故神昏谵语;里热上蒸于目,故眼胀、头痛;里热上冲头面,逼液外出故头面有汗,齐颈而止。寒袭太阳,本应辛温发汗以宣散风寒。如今表邪虽未解,但是,已热入阳明,出现了阳明经证,表里俱热。表邪宜宣解,里热宜清,所以,采取表里双解法。用辛凉解其表,用甘寒清其里。方中金银花、连翘清宣表邪而解热;黄芩、生石膏、知母清气解肌而退热;丹皮、赤芍、地骨皮凉血活血化瘀以通恶露;蒲公英、地丁、犀黄丸配合金银花、连翘清热解毒,活血散结,以制壅滞之毒热。药后体温很快降至正常,腋窝见汗。继服上方,荣卫调和,全身见汗,热解症除。

(北京中医医院,北京市中医学校.刘奉五妇科经验[M].北京:人民卫生出版社,2006.)

【常用经典方剂及中成药】

1. 经典方剂

(1)五味消毒饮(《医宗金鉴》)合失笑散(《太平惠民和剂局方》)加丹皮、赤芍、益母草

功能:清热解毒,凉血化瘀。

主治:产后发热(感染邪毒证)。

组成:蒲公英,金银花,野菊花,紫花地丁,紫背天葵子,五灵脂,蒲黄,丹皮,赤芍,益母草。

用法:日一剂,水煎服,分2次服。

(2)荆防四物汤(《张皆春眼科证治》)加紫苏叶

功能:养血疏风。

主治:产后发热(外感证)。

组成:荆芥,防风,地黄,当归,川芎,白芍,紫苏叶。

用法:日一剂,水煎服,分2次服。

(3)八珍汤(《正体类要》)加枸杞、黄芪

功能:补血益气。

主治:产后发热(血虚证)。

组成:当归,川芎,白芍,熟地黄,人参,白术,茯苓,炙甘草,枸杞,黄芪。

用法：日一剂，水煎服，分2次服。

（4）生化汤（《傅青主女科》）加丹参、丹皮、益母草。

功能：活血化瘀，和营除热。

主治：产后发热（血瘀证）。

组成：当归，川芎，桃仁，炮姜，炙甘草，丹参，丹皮，益母草。

用法：日一剂，水煎服，分2次服。

2. 中成药

（1）感染邪毒证：可予金刚藤胶囊、康妇炎、妇科千金片治疗。

（2）外感证：可予银翘解毒片、连花清瘟胶囊等治疗。

（3）血虚证：平时可用人参养荣丸、十全大补丸调理。

（4）血瘀证：平时可用产妇康颗粒调理。

（田立霞）

第二节 产后腹痛

【概述】

产妇在产褥期间，发生与分娩或产褥有关的小腹疼痛，称为"产后腹痛"；其中由瘀血引起的，称为"儿枕痛"。西医的产后子宫收缩痛，或人工流产后的腹痛可参照本病诊治。

【主要病因病机】

本病的主要病机是产后气血运行不畅。虚者不荣而痛，实者不通而痛（图5-4）。

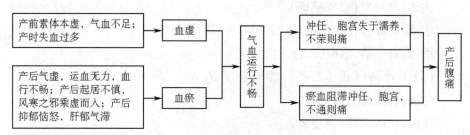

图5-4 产后腹痛的病因病机

【辨证注意点】

血虚者多小腹隐痛,喜温喜按,恶露量少,色淡质稀;血瘀者多小腹胀痛或刺痛,拒按,恶露不畅,色紫黯有块。

【辨证思路】

1. 本病以腹痛的性质,恶露的量、色、质,并结合兼证、舌脉辨其虚实。

2. 鉴别诊断(表 5-2)

表 5-2　产后腹痛与其他疾病的鉴别诊断

	产后腹痛	伤食腹痛	产褥感染	产后下痢	产后淋证
症状	产妇分娩 1 周以上小腹疼痛仍不消失;或虽不足 1 周,但小腹阵发性疼痛加剧,常伴恶露异常	有饮食不节史;疼痛部位多在胃脘部,常伴胃脘满闷、嗳腐吞酸,大便溏滞不爽	下腹疼痛拒按,伴有高热寒战,恶露时多时少,色紫黯如败酱,气臭秽	起病急,有不洁进食史;疼痛部位在脐周,腹部绞痛,伴发热,下痢脓血,里急后重	以尿频、尿急、尿痛为主症,伴有小腹疼痛
体征	腹部检查时注意子宫复旧情况;腹痛发作时,下腹部可触及子宫呈球状硬块,或按之甚痛;感染时,有腹肌紧张及反跳痛	上腹部膨隆,中上腹压痛并伴振水声;见到胃型,且有自左向右的胃蠕动波增强者	产科检查:会阴侧切口红肿;阴道、宫颈脓性分泌物增多;宫体大而软,复旧不良,触痛明显,或宫旁组织明显触痛、增厚或触及包块	肠鸣音亢进,腹部可有压痛	尿道口、阴道口充血
相关检查	B 超了解子宫复旧及胎盘、胎膜残留情况;血常规提示轻度贫血	呕吐物见未消化的食物	血常规可见白细胞升高,分泌物培养确定病原菌,盆腔 B 超示盆腔有液性暗区	大便常规可见大量红细胞、白细胞,粪便病原学检查可以培养出痢疾杆菌	尿常规可见红、白细胞

3. 辨证论治　本病治疗重在调畅气血,虚者补而调之,瘀者行而通之(图 5-5)。应根据产后"多虚多瘀"的特点,补虚勿过于滋腻,以免涩滞气血;逐瘀勿过于攻伐,以免损伤正气。若经检查,确有胎盘、胎衣残留者,当以手

术清除宫内残留物。

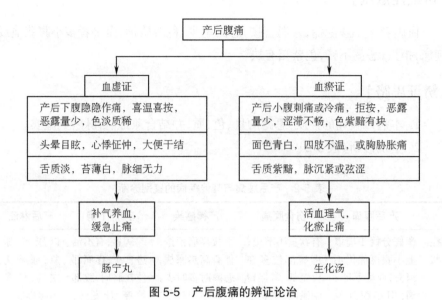

图 5-5　产后腹痛的辨证论治

【病例思维程序示范】

宋某,女,26岁,职员,2012年10月20日初诊。

主诉:新产后5日,小腹部疼痛不止。

病史:患者于5日前足月顺产一女婴,产后下腹部即有疼痛,但尚能忍受,自以为新产后小腹疼痛属于正常反应,但近日来疼痛不仅未止,反而加剧,症见小腹疼痛拒按,按之有块,恶露量少,涩滞不畅,色紫黯有块;面色青白,四肢不温,舌紫有瘀斑,脉沉涩。

检查:宫底在脐耻之间。恶露量少,色黯。

辨证思维程序:

第一步:根据腹痛性质及恶露情况明确诊断,辨清虚实。

产后血室正开,百脉空虚,胎盘、胎衣残留,血行不畅,瘀滞内阻冲任、胞宫,故小腹疼痛拒按;瘀阻于胞宫,故恶露量少,色紫黯有块;寒邪内盛,阳气不达,故面色青白,四肢不温;舌紫有瘀斑,脉沉涩均为血瘀之征。

第二步:可做哪些检查。

可以做B超检查了解子宫及附件情况,可做血常规、分泌物培养,排除感染情况,B 超提示宫腔内见 3cm×2cm×2cm 大小团块,无血流信号,考虑宫腔淤血可能,必要时行清宫术。

第三步:辨证论治。

因辨证为血瘀证,治当活血理气,化瘀止痛,方选生化汤加减。

处方:当归 15g,桃仁 9g,川芎 9g,炮姜 6g,炙甘草 9g,益母草 30g。7 剂。

用法:日一剂,水煎服,分 2 次服。

（自拟医案）

产后腹痛的诊治流程总结如图 5-6 所示。

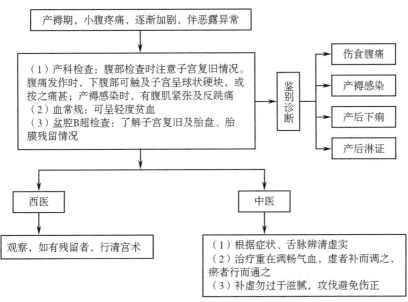

图 5-6　产后腹痛诊治流程图

【典型医案】

韩百灵医案

赵某,女,30 岁,1994 年秋初诊。

主诉:产后 1 周小腹痛。

现病史:患者产后 1 周时,因天气突然转寒,感受风寒,小腹疼痛,痛势剧烈,喜温拒按,恶露骤止。

经孕产史:15 岁月经初潮,期、量、色、质均正常。孕 1 产 1。

查体:面色青白,四肢不温,舌质淡,苔薄白,脉沉紧。

辨证:该病为产后腹痛,证属寒凝血瘀。产后血室正开,百脉空虚,风寒乘虚而入,血为寒凝,滞而成瘀,瘀阻冲任,血行不畅,则小腹疼痛拒按,恶露骤止;血遇热则行畅,故腹痛得温则减;寒为阴邪,易伤阳气,故面色青白,形寒肢冷;舌质淡,苔薄白,脉沉紧乃外感风寒之象。

治法:温经散寒活血。

方药:少腹逐瘀汤(《医林改错》)加减。

炮姜 15g,茴香 15g,吴茱萸 15g,当归 20g,官桂 15g,五灵脂 15g,延胡索 20g,赤芍 15g,川芎 15g,怀牛膝 15g。

5 剂后患者腹痛消失,恶露转为正常,四肢转温,嘱其注意保暖防寒。

按语:产后腹痛又名儿枕痛。一般产后儿枕作痛为正常生理现象,无需服药,但若在胞宫复原过程中,突然受冷,以致胞宫收缩缓慢,则发生疼痛,恶露遇寒则凝,排出乏力,阻滞而骤减或停止,即为瘀血。古人云:"产后儿枕者,乃母胎中宿血也,或因冷凝滞于小腹而作痛。"故治以温经散寒活血。方中小茴香、吴茱萸、炮姜温经散寒;官桂为纯阳之品,性火热,有散寒温经之功;川芎辛温升散,活血行气;赤芍入血分而散瘀;怀牛膝引药下行,使药直达病所,寒邪得散,瘀血得行,疼痛可除。

(韩延华,韩延博.百灵妇科传真[M].北京:中国中医药出版社,2007.)

【常用经典方剂及中成药】

1. 经典方剂

(1) 肠宁汤(《傅青主女科》)

功能:补气养血,缓急止痛。

主治:产后腹痛(血虚证)。

组成:当归,熟地,人参,阿胶,山药,续断,肉桂,麦冬,甘草。

用法:日一剂,水煎服,分 2 次服。

(2) 生化汤(《傅青主女科》)

功能:活血理气,化瘀止痛。

主治:产后腹痛(血瘀证)。

组成:当归,川芎,桃仁,炮姜,炙甘草。

用法:日一剂,水煎服,分 2 次服。

2. 中成药

（1）血虚证：平时可以人参养荣丸、十全大补丸调理。

（2）血瘀证：平时可以血府逐瘀口服液、少腹逐瘀颗粒调理。

（田立霞）

第三节 产后身痛

【概述】

妇女在产褥期间，肢体关节酸楚疼痛，麻木重着者，称"产后身痛"，又称"产后关节痛""产后遍身疼痛""产后痹证"或"产后痛风"。西医学因风湿、类风湿引起的产褥期关节疼痛可参照本病论治。

【主要病因病机】

本病的主要病机为产后营血亏损，经脉失养或风寒湿邪稽留，经脉痹阻不通（图 5-7）。

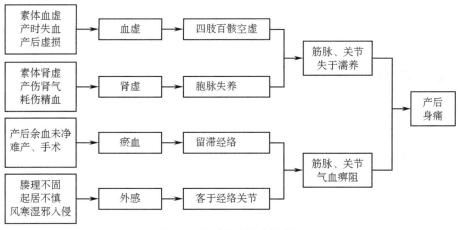

图 5-7 产后身痛的病因病机

【辨证注意点】

产后身痛有虚实之分，主要根据疼痛的性质，结合全身症状及舌脉辨其虚实、寒热。

【辨证思路】

1. 抓主症,辨虚实 本病辨证重在辨别疼痛的性质。若以肢体关节酸楚麻木为主,多属血虚;若疼痛按之加重,痛有定处多属血瘀;疼痛走窜不定者多属风;冷痛而喜热者多属寒;重着而痛者多属湿。

2. 鉴别诊断 应与内科痹证、痿证相鉴别(表 5-3)。

表 5-3 产后身痛与痹证、痿证的鉴别诊断

	产后身痛	痹证	痿证
主要症状	女性在产褥期间,肢体关节酸楚疼痛,麻木重着	肢体关节及肌肉酸痛,麻木,重着,屈伸不利,关节肿大灼热等	肢体痿弱不用,肌肉瘦削
体格检查	无异常	病变部位关节压痛明显,可见关节变形	神经系统检查肌力降低,肌肉萎缩
辅助检查	红细胞沉降率、抗链球菌溶血素 O、血气分析、血钙、类风湿因子及 X 线检查	X 线检查示局部或全身骨质疏松,关节面吸收骨性愈合,强直畸形,实验室检查示血沉增快,类风湿因子阳性	新斯的明试验阳性,肌电图试验示肌肉传导能力下降

3. 辨证论治 本病治疗以调理气血为主,若兼有风寒湿邪,也应养血为主,稍加通络,不可过于攻伐(图 5-8)。

【病例思维程序示范】

患者 28 岁,产后出现遍身疼痛 3 个月。患者足月顺产后不慎受寒,出现遍身疼痛,痛处游走不定,关节屈伸不利、麻木、重着,恶风怕冷,舌淡红,苔白腻,脉细弦。检查:关节未见红肿;妇科检查未见异常。

辨证思维程序:

第一步:根据疼痛性质,辨清寒热虚实。

患者产后体虚,腠理不密,风寒湿邪乘虚而入,留滞经络,气血运行不畅,故关节疼痛,屈伸不利;风邪侵袭则游走窜痛;湿邪留滞,则肢体关节肿胀、麻木、重着;风寒束表,则恶风怕冷;苔白腻,脉细弦均为产后感寒之象。故此患者辨证为风寒湿证。

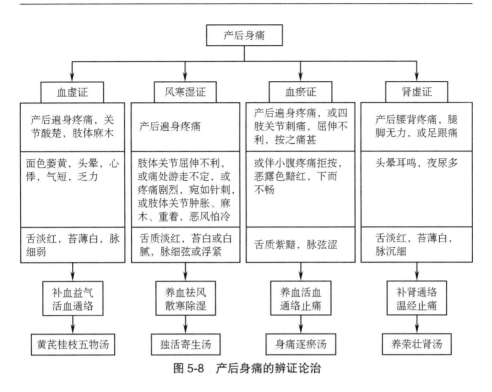

图 5-8　产后身痛的辨证论治

第二步:可做哪些检查。

可查红细胞沉降率、抗链球菌溶血素 O、血钙、类风湿因子,可做血气分析及疼痛部位 X 线检查以协助诊断,排除内科相关疾病。

第三步:辨证论治。

因辨证为风寒湿证,治当养血祛风,散寒除湿,方选独活寄生汤加减。

处方:独活 9g,桑寄生 12g,秦艽 9g,防风 9g,细辛 3g,白芍 12g,川芎 9g,地黄 12g,杜仲 12g,牛膝 12g,茯苓 12g,桂枝 9g,当归 9g,人参 6g　甘草 6g。7 剂。

用法:日一剂,水煎服,分 2 次服。

（自拟医案）

产后身痛的诊治流程总结如图 5-9 所示。

【典型医案】

何子淮医案

韩某,女,25 岁。

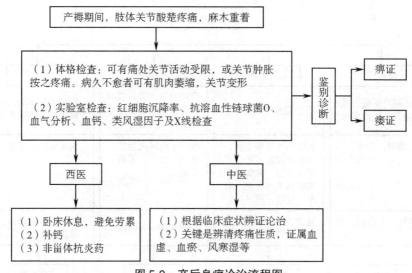

图 5-9　产后身痛诊治流程图

患者 1 个月前生产,因第一胎产程过长,失血颇多,且屈肢露体,风从外受,以致经络受阻,产后下肢麻木,全身骨节疼痛,弥月下床,两下肢拘急,屈伸不利,步履困难,恶露亦未全净,苔薄白,脉细软。

诊为产后身痛,证属血虚风袭,治宜养血舒经活络,佐以生新。

处方:当归炭 9g,炒白芍 9g,怀牛膝 9g,伸筋草 9g,络石藤 9g,益母草 9g,黄芪 12g,瓜蒌仁 12g,木瓜 6g,炒川芎 5g,炙甘草 5g。

7 剂药后恶露全净,下肢疼痛略减。原法佐以养血温通:当归 9g,炒白芍 9g,怀牛膝 9g,木瓜 9g,黄芪 12g,桑寄生 12g,伸筋草 12g,独活 6g,秦艽 6g,川芎 6g,桂枝 3g,炙甘草 3g。

上方出入调理月余,全身疼痛悉除,下肢活动自如。

按语:产后百脉皆空,风邪乘虚而入,滞留关节、经络,故肢节拘挛疼痛,气机阻滞,血行不畅,则恶露逾期不止。方中当归炭、炒白芍养血止血,益母草活血祛瘀,怀牛膝补肝肾,强筋骨。木瓜为治疗筋脉拘挛的要药,合络石藤、伸筋草祛风除湿,舒筋活络。川芎祛风止痛,炒用减少其活血之力。黄芪益气固摄,加强诸药祛风之力。芍药与甘草合用,酸甘敛阴,加强养血之功。全方共奏益气舒经活络之功。二诊恶露已净,故以补肝肾,强腰膝,活血通络为主,继续巩固疗效。

(陈少春.何子淮女科经验集[M].杭州:浙江科学技术出版社,1982.)

【常用经典方剂、经验方及中成药】

1. 经典方剂

（1）黄芪桂枝五物汤（《金匮要略》）

功能：补血益气，活血通络。

主治：产后身痛（偏血虚证）。

组成：黄芪，桂枝，白芍，生姜，大枣。

用法：日一剂，水煎服，分 2 次服。

（2）独活寄生汤（《备急千金要方》）

功能：养血祛风，散寒除湿。

主治：产后身痛（偏风寒湿证）。

组成：桑寄生，秦艽，防风，细辛，白芍，川芎，地黄，杜仲，牛膝，茯苓，桂枝，当归，人参，甘草。

用法：日一剂，水煎服，分 2 次服。

2. 经验方

定痛散（《陈大年论治中医妇科疾病拾萃》）

功能：养血益气，活血通络、散寒止痛。

主治：产后身痛（偏营血亏虚，风寒湿侵袭，气血凝滞不通证）。

组成：归身，桂心，牛膝，黄芪，独活，甘草，生姜，韭花，甚者加附子。

用法：日一剂，水煎服，分 2 次服。

3. 中成药

气血两虚证：平时可以补中益气丸调理。

（刘慧聪）

第四节　产后恶露不绝

【概述】

产后血性恶露持续 10 天以上，仍淋漓不尽者，称为"产后恶露不绝"，又称"产后恶露不尽""产后恶露不止"。本病为西医学子宫复旧不全的典型症状，胎盘、胎膜残留所致的晚期产后出血也可导致本病的发生。本病迁延日久可致不同程度的贫血,或继发局部及全身感染。

【主要病因病机】

本病的主要病机是胞宫藏泄失度,冲任不固,气血运行失常(图 5-10)。

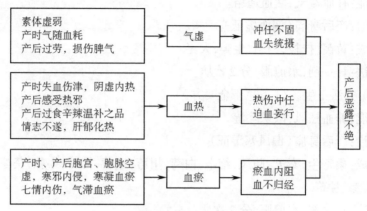

图 5-10　产后恶露不绝的主要病因病机

【辨证注意点】

1. 产后血性恶露过期不止,首先应仔细询问病史,根据血常规、妇科检查、B 超等检查结果明确出血原因,再根据恶露量、色、质及全身症状、舌脉辨证论治。

2. 对胎盘、胎膜、蜕膜残留所致的恶露不绝,需在备血、建立静脉通路及开腹手术准备条件下行刮宫术,术后给予抗生素及子宫收缩剂,刮出物送病理检查以明确诊断。

3. 若产后血性恶露淋漓不断时间 2~3 个月以上,尚需进一步通过血 HCG 测定、B 超检查、病理检查(诊断性刮宫术)等相关检查排除绒毛膜癌。

【辨证思路】

1. 抓主症以辨寒热虚实　根据恶露的量、色、质、气味辨其寒、热、虚、实。若恶露量多,色淡红,质清稀,无臭气者,多为气虚证;若量多,色红或红绛,质黏稠或有臭味者,多为血热证;若恶露量时多时少,色紫黯,时有血块,多为血瘀证。

2. 鉴别诊断　应与产后外伤出血、绒毛膜癌、产后发热、凝血功能异常相鉴别(表 5-4)。

表5-4　产后恶露不绝与其他疾病的鉴别诊断

	恶露不绝	产后外伤出血	绒毛膜癌	产后发热	凝血功能异常
症状	产后血性恶露逾2周以上仍淋漓不止，小腹或坠或胀或痛	产褥期性交或外伤史	阴道流血，子宫复旧不全或不均匀性增大，或伴腹痛及腹腔内出血，假孕症状	发热恶寒，低热不退，或乍寒乍热，或高热寒战，多伴有恶露异常，小腹疼痛，尤其是恶露异常	既往有血小板减少症，再生障碍性贫血，白血病，重症肝炎等病史，多数在妊娠前即存在
妇科检查	子宫增大，较同周期子宫软，宫口松弛，或伴压痛	阴道或宫颈有裂伤	子宫增大，质硬，可触及肿物	可有软产道损伤或盆腔炎性改变	可无明显异常
实验室检查	血HCG正常或略增高，血红蛋白正常或降低	可无明显异常	血HCG持续高水平或减为正常后再次升高，X线检查可见肺部病灶	血HCG正常或增高，白细胞增高，血及分泌物的细菌培养确定病原体；红细胞沉降率可升高，血C反应蛋白可升高	血常规可见血小板减少，或血红蛋白降低，或白细胞减少，或凝血功能异常等
B超	宫腔内或可有胎盘、蜕膜残留	可无明显异常	子宫不同程度增大，肌层可见回声团块，内部伴不规则低回声或无回声	宫腔内可有残留组织，盆腔积液，盆腔脓肿	可无明显异常
诊刮病理	或有蜕膜，胎盘残留	—	滋养细胞及坏死出血组织，无绒毛结构	或有蜕膜，胎盘残留	—

3. 辨证论治　应首先明确产后恶露不绝的原因,再结合恶露的量、色、质情况及全身症状、舌脉辨证治疗。临床应遵循"虚者补之,热者清之,瘀者祛之"的原则进行治疗,随证加减,同时注意产后多虚多瘀的特点,补虚勿碍邪,祛邪勿伤正(图5-11)。

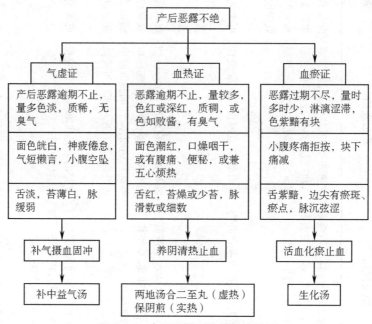

图 5-11　产后恶露不绝的辨证论治

【病例思维程序示范】

张某,女,30岁,已婚。足月顺产后阴道持续下血不止2个月余。现阴道出血量时多时少,淋漓涩滞,色紫黯有块;小腹疼痛拒按,块下痛减;舌紫黯,边尖有瘀斑、瘀点,脉沉弦涩。

辨证思维程序:

第一步:根据恶露的量、色、质、气味辨其寒热、虚实。

患者产后多虚多瘀,瘀血阻滞胞宫,新血不得归经,故恶露延期不止;瘀血阻滞,气血不通,故恶露涩滞、紫黯有块,腹痛拒按;块下气血暂通,故疼痛减轻;舌紫黯,有瘀斑、瘀点,脉弦涩均为瘀血之象。故此患者辨证为血瘀证。

第二步:可做哪些检查。

可以做 B 超检查了解子宫附件情况,也可检查血常规、凝血功能了解患者血液情况。必要时行诊断性刮宫术以明确诊断。

第三步:辨证论治。

因辨证为血瘀证,治当活血化瘀止血,方选生化汤加减。

处方:当归 9g,川芎 6g,炮姜 6g,甘草 6g,桃仁 9g。7 剂。

用法:日一剂,水煎服,分 2 次服。

（自拟医案）

产后恶露不绝的诊治流程总结如图 5-12 所示。

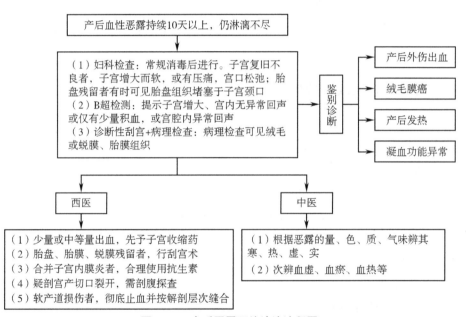

图 5-12　产后恶露不绝诊治流程图

【典型医案】

罗元恺医案

曹某,女,30 岁,已婚。

初诊:1976 年 9 月 25 日。

患者第二胎足月顺产后至今 71 日恶露淋漓不尽,开始量多,现已减少,色淡红,无臭气,无血块,无腹痛,自觉头晕神疲,纳呆,缺乳,睡眠尚可,面色不泽,舌黯红,尖有小瘀点,苔白,脉弦细弱。证属冲任受损,气虚不能摄血。治则:益气健脾养血,佐以收涩止血。

处方:党参 20g,白术 15g,炙甘草 9g,艾叶 9g,血余炭 9g,桑寄生 30g,益母草 15g,制首乌 30g。3 剂。日 1 剂。

二诊,药后恶露已净,余症好转。仍守前法,服 3 剂以巩固疗效。

按语:《医宗金鉴·女科心法要诀》说:"产后恶露……日久不断,时时淋漓者,或因冲任虚损,血不收敛,或因瘀血不尽,停留腹内"。今患者恶露色淡红,无臭气,无血块,无腹痛,而见头晕,神疲,纳呆,面色不泽,是因产后调理失宜,冲任虚损,血气不足之象。另外,本病相当于西医学的子宫复旧不全。故以党参、白术、炙甘草健脾益气以摄血,桑寄生、制首乌补血而收敛,艾叶、血余炭以止血,益母草活血祛瘀兼收缩子宫。

(罗颂平,张玉珍.罗元恺妇科经验集[M].上海:上海科学技术出版社,2005.)

【常用经典方剂及中成药】

1. 经典方剂

生化汤(《傅青主女科》)

功能:去瘀生新止血。

主治:产后恶露不绝(偏血瘀证)。

组成:当归,川芎,炮姜,甘草,桃仁,黄酒,童便。

用法:日一剂,水煎服,分 2 次服。

2. 中成药

(1)血瘀证:产复康。

(2)气虚证:补中益气丸。

(刘慧聪)

第五节　产后郁证

【概述】

产妇在分娩后出现情绪低落、精神抑郁为主要症状的病证,称为"产后郁证",又叫"产后抑郁"。西医学产褥期抑郁症,可参照本节辨证治疗。

【主要病因病机】

本病发生与产褥生理和病理有关(图 5-13)。

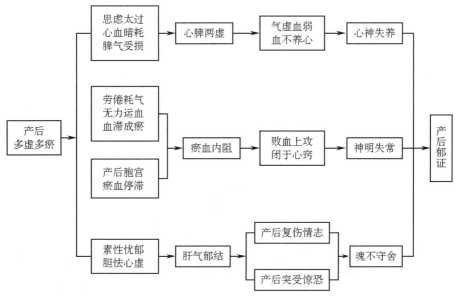

图 5-13　产后郁证的主要病因病机

【辨证注意点】

根据产后多虚多瘀及气血变化的特点,本病当辨虚实及在气在血,分而治之。

【辨证思路】

1. 明确诊断　一般而言,产后情绪低落,忧郁焦虑,悲伤欲哭,不能自制,心神不安,失眠多梦,气短懒言,舌淡,脉细者,多属虚;产后忧郁寡欢,默默不语,失眠多梦,神志恍惚,舌黯有瘀斑,苔薄,脉弦或涩,多属实。

2. 鉴别诊断　本病需与产后抑郁综合征和产后抑郁性精神病相鉴别(表 5-5)。根据爱丁堡产后抑郁量表(Edinburgh Postnatal Depression Scale,EPDS),总分相加≥13 分者可诊断为产后抑郁综合征。

表 5-5　产后郁证与产后抑郁综合征、产后抑郁性精神病的鉴别诊断

	产后郁证	产后抑郁综合征	产后抑郁性精神病
症状	情绪低落,精神抑郁,悲观厌世,伤心落泪,失眠多梦,易感疲乏无力或内疚,焦虑,易怒,或默默不语	不明原因阵发性哭泣和不同程度的抑郁状态,如抑郁、烦闷、易激动不安、睡眠不安等;EPDS评分≥13 分	属精神病学范畴,有精神分裂症状,如迫害妄想和幻听、躁狂和抑郁等,是产后抑郁症的进一步发展变化
发病时间	产后 1 周开始,4~6 周症状明显	产后 3 日内	产后 6 周内

3. 辨证论治　本病的治疗以调和气血,安神定志为主,配合心理治疗;仔细观察情志变化,以防病情加重。经诊断为产后抑郁症的患者,建议及时寻求西医治疗(图 5-14)。

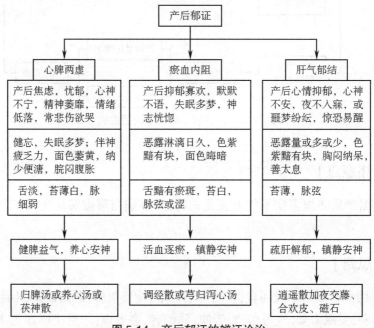

图 5-14　产后郁证的辨证论治

【病例思维程序示范】

患者,32 岁,新产后出现焦虑、心烦 1 周。患者顺产时出血 1 000ml,产后 3天出现焦虑、忧郁,现已 1 周。产后因新生儿患有严重黄疸,需住院治疗,患者

焦虑更甚,经常心神不宁,精神萎靡,情绪低落,常悲伤欲哭,健忘,失眠多梦,伴神疲乏力,面色萎黄,纳少便溏,脘闷腹胀。患者曾于外院接受心理咨询,爱丁堡产后抑郁量表(EPDS)评分为9分,建议中医治疗。查舌淡,苔薄白,脉细弱。

辨证思维程序:

第一步:明确诊断和鉴别诊断。

患者顺产后出现焦虑、忧郁等症状1周,属于产后情志异常。

第二步:辨证思路。

患者产后失血过多,加上新生儿住院治疗,患者思虑太过,导致心血暗耗,心失所养,神明不守,故产后焦虑、抑郁、心神不宁;血虚不能养神,故喜悲欲哭,情绪低落,失眠多梦,健忘,精神萎靡;脾虚气弱,气血不足,故神疲乏力,面色萎黄;气结于中,脾失运化,故纳少便溏,脘闷腹胀;舌脉均为心脾两虚之证。

第三步:辨证论治。

因辨证为心脾两虚,治当健脾益气,养心安神,方选归脾汤。

处方:人参9g,炒白术12g,炙黄芪12g,龙眼肉9g,茯神15g,当归12g,远志12g,酸枣仁15g,木香12g,炙甘草9g,生姜9g,大枣9g。7剂。

用法:日一剂,水煎服,分2次服。

(自拟医案)

产后郁证的诊治流程总结如图5-15所示。

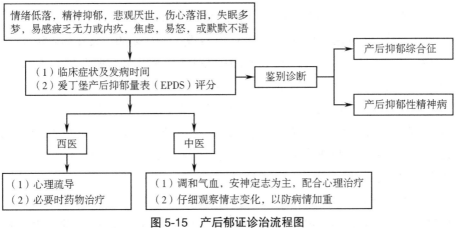

图5-15　产后郁证诊治流程图

【典型医案】

朱南孙医案

陈某,女,30岁。

初诊:1977年4月10日。

主诉:剖宫产后25天,抑郁少言15天。

患者今年2月5日第一台钳产,出血颇多。产后出现失眠、焦虑,自恐不能继续生存,对婴儿亦不知所措,失望悲观,胡言乱语。服精防院大量镇静剂后,出现神疲,目昏畏光,自汗烦热,口干不引饮,纳呆,胸闷痰多,大便次数增多,脉细数,舌淡,苔白厚腻。证属产后虚弱,脾胃失和,痰湿阻滞,清阳不升。治宜健脾和胃,化痰开窍。

处方:陈胆星9g,石菖蒲9g,淡远志6g,陈皮6g,制川朴4.5g,川连3g,生地12g,丹皮9g,茯苓皮9g,生米仁12g,杏仁9g,车前子12g,六一散(包煎)12g。7剂,水煎服。

二诊(4月16日):10日当晚行经,惊恐失眠,过度服水合氯醛,昏睡,瞳孔放大,住院灌洗肠胃。数日来胸闷心烦气促,目涩,神疲,畏光,大便溏薄,咽喉如有物阻,咽食时食道隐痛,脉濡细微数,舌淡,苔白腻。证属产后气血虚弱,脾胃失和,治宜健脾和胃,养心宁神。

处方:制川朴3g,陈皮6g,白术6g,白芍6g,茯苓9g,首乌藤30g,合欢皮12g,淡远志6g,怀小麦30g,炙甘草4.5g,磁朱丸(包煎)12g,龙骨30g,牡蛎30g。6剂,水煎服。停服精防院镇静剂。

三诊(4月21日):大便溏薄,纳平,口苦咽干,神志清晰,对答如流,能处理一般家务,脉濡细,舌黯有齿痕,苔薄腻。治同前意。

处方:陈皮6g,姜半夏6g,白术6g,茯苓9g,怀小麦30g,炙甘草4.5g,合欢皮12g,首乌藤15g,淡远志6g,龙骨30g,牡蛎30g,磁朱丸(包煎)12g。6剂,水煎服。酌情于临睡前服氯氮䓬及谷维素各2粒。

四诊(5月3日):不服精防院西药已半个月,纳可。昨起完全停服西药镇静剂,能入睡4~5小时,醒来头胀,面部潮红,一般生活琐事能自理,但仍悲观抑郁,目涩心烦,脉微细带数,舌黯有齿痕,苔薄。证属肝血不足,心失濡养,虚火上扰,神无所主,治宜平肝清热,养心宁神。

处方:陈胆星9g,石菖蒲6g,丹参9g,朱茯苓9g,首乌藤15g,合欢皮12g,广郁金9g,淡远志6g,桑椹12g,枸杞子9g,怀小麦30g,陈皮6g,龙骨30g,牡蛎 30g。3 剂,水煎服。

五诊(5 月 6 日):神情尚佳,纳呆,有时便溏,近来能逗小儿嬉及处理小儿事务,仍多思虑,脉细,舌质黯,苔薄腻。证属心脾不足,肝肾阴虚,治宜健脾养血,宁心镇神。

处方:陈皮 6g,白术 6g,怀小麦 30g,炙甘草 4.5g,合欢皮 12g,首乌藤 15g,朱茯苓 12g,怀山药 12g,淡远志 6g,酸枣仁 9g,磁朱丸(包煎)12g。7 剂,水煎服。

按语:患者系初胎钳产,产程较长,出血甚多,以致终夜不眠,焦虑恐惧,自觉存活不久,忧儿无人抚养,悲伤烦躁,语无伦次。经精防院给服大量安眠药,乃昏睡神呆,醒时亦不喜张目。前医只以桂枝茯苓丸加味,逐瘀化痰,仍失眠,心悸,口苦。因本病由产后出血引起,气血大虚,五脏失养,其人本多思虑,心脾先损,脾虚不能生血,则心血不足,神不守舍,乃致失眠忧思,符合《金匮要略》脏躁之证。初诊后当晚过量服安眠药中毒,急诊入院灌肠,脾阳大虚,水湿内停,阻滞中焦,故胸闷咽梗,纳呆便溏。复诊时虚羸不堪,治拟二陈汤合甘麦大枣汤加减。方内陈皮、远志温化痰湿,川朴宽胸散满,白术、茯苓健脾养心,怀小麦、炙甘草甘温养心,首乌藤、合欢皮、龙骨、牡蛎、磁朱丸解郁怡情,平肝镇神,白芍柔肝养血,全方健脾和胃,养心宁神。并嘱酌情加服西药,以防失眠。三诊时,脾气略振,能正常进食,病情好转,仍进原方加减。四诊时神情正常,问诊时对答如流,并对婴儿已有兴趣,逗儿嬉笑,但仍欲无故忧思。此属阴血不足,肝失条达。本次治法宜着重心、肝二经,附加胆星化痰开窍,平肝清心;菖蒲芳香开窍,聪明耳目,二味除治痰湿壅闭以利脾运外,且能引补养之品通心入窍,起安内攘外作用。如此阴血足,五脏得养,虚火平伏,神乃安矣。

(朱南孙.朱南孙妇科临床秘验[M].中国医药科技出版社,1994.)

【常用经典方剂及中成药】

1. 经典方剂

甘麦大枣汤(《金匮要略》)

功能:疏肝解郁。

主治:产后郁证(肝郁脾虚)。

组成:甘草,小麦,大枣

用法:日一剂,水煎服,分 2 次服。

2. 中成药

（1）肝郁气虚：平时可用逍遥丸调理。

（2）肝阳上亢：平时可用丹栀逍遥片调理。

（郭姗姗）

第六节　产后自汗、盗汗

【概述】

产妇涔涔汗出，持续不止者，称为"产后自汗"；若寐中汗出湿衣，醒来即止者，称为"产后盗汗"。

【主要病因病机】

本病的主要病机为因产耗气伤阴，气虚阳气不固，阴液外泄，阴虚内热则迫汗外出（图5-16）。

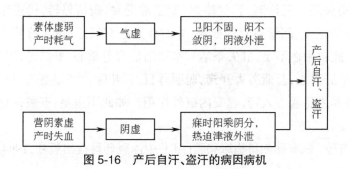

图 5-16　产后自汗、盗汗的病因病机

【辨证注意点】

本病以虚证为主，当辨明气虚、阴虚；自汗、盗汗。

【辨证思路】

1. 明确诊断　白昼汗多，动则益甚为自汗；寐中汗出，醒后即止为盗汗。

2. 鉴别诊断　本病需与产后中暑、产后发热和肺结核相鉴别（表5-6）。

表 5-6　产后自汗、盗汗与产后中暑、产后发热、肺结核的鉴别诊断

	产后自汗、盗汗	产后中暑	产后发热	肺结核
症状	产后出汗量过多和持续时间长	炎热酷暑之季，骤发高热，汗出，神昏甚则躁狂抽搐	高热多汗，汗出热退	咳嗽、咳痰、咯血、胸痛，不同程度胸闷或呼吸困难伴低热（午后为著），盗汗、乏力、纳差、消瘦、月经失调等，实验室检查及影像学检查可鉴别
季节性	无	有	无	无
发热	无	有	有	有

3. 辨证论治　本病以产后出汗过多、持续时间长为特点。自汗以气虚为多，盗汗以阴虚为多。气虚治宜益气固表，和营止汗；阴虚治宜益气养阴，生津敛汗（图 5-17）。

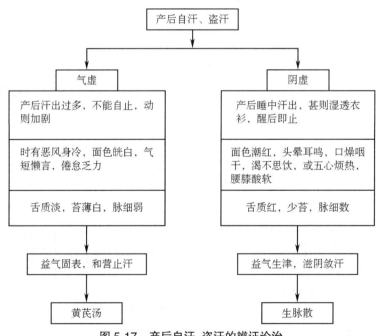

图 5-17　产后自汗、盗汗的辨证论治

【病例思维程序示范】

患者，女，32 岁，顺产后动则汗出 1 周。患者 1 周前顺产 1 男婴，体重 3.75kg，

产程 32 小时,出血 200ml。产后出现汗出过多,不能自止,动则加剧已有 1 周;时有恶风身冷,面色㿠白,气短懒言,倦怠乏力;平素工作繁忙,孕期仍加班工作,常感疲惫,少气懒言。舌质淡,苔薄白,脉细弱。

辨证思维程序:

第一步:明确诊断。

患者顺产后出现汗出过多,不能自止,动则加剧。属于产后自汗。

第二步:辨证思路。

患者平素工作繁忙,已有气虚之象,产程时间较长,耗气更甚,产后气虚,腠理不密,卫阳不固,则自汗恶风;动则耗气,故出汗加剧;气虚阳衰,故面色㿠白,倦怠乏力,气短懒言;舌脉均为气虚之象。

第三步:辨证论治。

因辨证为气虚,治当益气固表,和营止汗,方选黄芪汤。

处方:黄芪 9g,白术 12g,防风 9g,熟地黄 15g,煅牡蛎 15g,白茯苓 15g,麦冬 12g,甘草 9g,大枣 9g。7 剂。

用法:日一剂,水煎服,分 2 次服。

(自拟医案)

产后自汗、盗汗的诊治流程总结如图 5-18 所示。

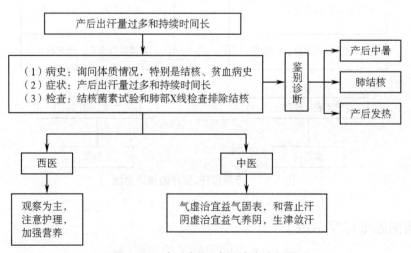

图 5-18 产后自汗、盗汗诊治流程图

【典型医案】

李祥云医案

庄某,女,29 岁,工人。

初诊:产后汗出增多,开始为头额微汗,以后汗出渐多。畏喝水,喝水后颜面部、胸腹即汗出如洗,喂奶或略事活动,更汗出不止。汗症一个月余,衣服常湿透,形寒身楚,痛苦难忍。患者为第一胎第一产,产钳助产。刻下:胃纳不佳,神疲乏力,腰酸,恶露基本净,但略有黄水。苔薄,脉细。此为表虚汗液不固。拟牡蛎散主之。

方药:牡蛎(先煎)30g,浮小麦 30g,麻黄根 9g,柏子仁 9g,黄芪 30g,防风9g,香谷芽 21g,杜仲 9g,糯稻根 30g,红枣 5 枚。

服 3 剂后汗出大减,续服 3 剂汗症止。以后随访,一切正常。

按语:该患者为产后汗症,体虚为主要表现,故重用黄芪,益气固表。患者因产失血过多,气血受损,故气虚不能外固,营阴不能内守,汗出增多,用牡蛎散加味敛阴潜阳,固涩止汗。

[李祥云.产后自汗症异治三则[J].上海中医药杂志,1987,(4):23.]

【常用经典方剂及中成药】

1. 经典方剂

(1) 牡蛎散(《太平惠民和剂局方》)

功能:益气固表,合营止汗。

主治:产后自汗(气虚证)。

组成:牡蛎,浮小麦,麻黄根。

用法:日一剂,水煎服,分 2 次服。

(2) 玉屏风散(《简易方》引《究原方》)

功能:益气养血固表。

主治:产后自汗(气血不足证)。

组成:黄芪,白术,防风。

用法:日一剂,水煎服,分 2 次服。

2. 中成药

(1) 肾阴虚:平时可用六味地黄丸、知柏地黄丸调理。

（2）气虚：平时可用补中益气丸、八珍颗粒调理。

（郭姗姗）

第七节 缺 乳

【概述】

产后哺乳期内，产妇乳汁甚少或全无，不够喂养婴儿者称为"缺乳"，又称"乳汁不下""乳汁不行"。

【主要病因病机】

本病的主要病因病机见下图（图 5-19）。

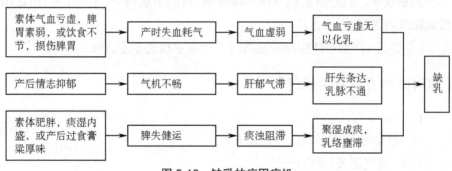

图 5-19 缺乳的病因病机

【辨证注意点】

本病辨证应在产后多虚多瘀的基础上，辨清虚实，虚则为化源不足，实则为瘀滞不行。

【辨证思路】

1. 明确诊断，抓主症以辨虚实 乳汁清稀，乳房柔软，面色无华，证属气血不足；乳汁稠厚，乳房胀痛，精神抑郁，证属肝郁气滞。

2. 鉴别诊断 本病应注意与乳痈进行鉴别诊断（表 5-7）。

表 5-7 缺乳与乳痈的鉴别诊断

	缺乳	乳痈
临床表现	产妇在哺乳期乳汁甚少或全无,不足以喂养婴儿,或原本乳汁正常,情志过度刺激后缺乳	初期乳房肿痛,加重可有体温增高,恶寒发热
体征	乳房软弱或胀硬、可有无红肿、压痛,可有乳头凹陷或皲裂	单侧乳房有硬结,伴红肿热痛
辅助检查	乳房 B 超了解乳房肿块情况	血常规可见白细胞增高

3. 辨证论治 本病以缺乳为主要表现,治疗以调理气血,通络下乳为主(图 5-20)。

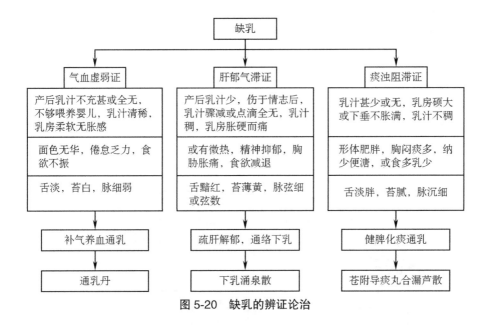

图 5-20 缺乳的辨证论治

【病例思维程序示范】

秦某,女,30 岁,产后 2 周,乳汁量少 4 天,质稠,乳房硬胀,疼痛不适,胸胁胀闷,情志抑郁,叹息后则气郁胸闷有所缓解,食欲不振,舌质黯红,苔薄黄,脉弦细。

辨证思维程序:

第一步:明确诊断,辨清虚实。

产后伤于情志，肝气不舒，气机壅滞，乳络受阻，故乳汁少；乳汁积聚难出，故乳房胀硬而痛；肝脉布胸胁，气滞不通，则胸胁胀痛，精神抑郁；肝郁犯胃，则食欲减退；舌黯红，苔薄黄，脉弦细均为肝郁气滞之象。

第二步：可做哪些检查。

乳房检查，了解乳汁分泌情况，乳房大小、软弱或胀硬，有无红肿，压痛，乳腺组织情况，有无乳头凹陷或皲裂。

第三步：辨证论治。

因辨证为肝郁气滞证，治当疏肝解郁，通络下乳，方选下乳涌泉散。

处方：当归 9g，川芎 9g，生地黄 12g，柴胡 6g，青皮 6g，天花粉 12g，漏芦 6g，通草 6g，桔梗 9g，白术 9g，穿山甲 9g，王不留行 9g，甘草 9g。7 剂。

用法：日一剂，水煎服，分 2 次服。

（自拟医案）

缺乳的诊治流程总结如图 5-21 所示。

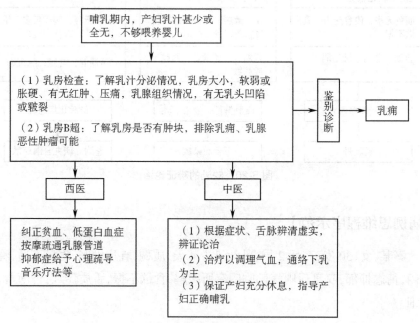

图 5-21　缺乳诊治流程图

【典型医案】

朱南孙医案

王某,女,27岁。

初诊:1959年10月22日。

患者于9月生第3胎,现产后第45天,产后乳水不足,面色萎黄,头晕目眩,精神疲乏。因乳水不足,婴儿闹饥,时常啼哭,产妇烦闷不堪。舌质淡苔薄白。

诊断:产后乳汁不足。证属气血亏虚,乳源不足。

治则:健脾益气,充养乳汁。

处方:当归6g,黄芪9g,川芎4.5g,焦白术6g,白芍6g,陈皮6g,郁金6g,路路通6g,炒枳壳4.5g,通草6g,茯苓9g。

二诊:服药充养后,乳汁渐增,头眩胸闷等症状亦次第好转,刻尚有腰酸肢软,大便不爽。此乃肝肾阴虚,血少肠燥。治宜固肾养血,通乳润肠。

处方:当归9g,黄精9g,川芎4.5g,黄芪9g,怀山药9g,甜苁蓉9g,黑芝麻9g,杜仲9g,狗脊9g,白术6g,丝瓜络9g。

按语:产后气血亏虚者,乳汁常感不足。《妇人大全良方》云:"妇人乳汁不行,皆由气血虚弱,经络不调所致。"乳汁为血生化,血虚则乳源不充,乳汁不多,此乃一定之理。此时若但用行乳药疏通,无济于事;必须在调养气血中,稍佐一二味行血通乳即效。本例处方,乃据黄芪八物汤《医略六书》方:熟地、黄芪、白术、茯苓、当归、川芎、白芍、炙甘草化裁。方用当归、白芍、川芎补血养血活血,黄芪补气,白术、陈皮、茯苓健脾胃以充气血之源,郁金宽中解闷,枳壳行气除胀,路路通、通草乃性质缓和的通乳药,服药后效颇显著。二诊乃以调补培本,守原法治之,并加丝瓜络行乳,盖气血足,化源生,而乳汁自增,不必依赖通乳药,即能凑效。

(朱南孙,朱荣达.朱小南妇科经验选[M].北京:人民卫生出版社,2005.)

【常用经典方剂及中成药】

1.经典方剂

(1)通乳丹(《傅青主女科》)

功能:补气养血通乳。

主治:产后缺乳(气血虚弱证)。

组成:人参,黄芪,当归,麦冬,木通(易通草),桔梗,七孔猪蹄。

用法:日一剂,水煎服,分 2 次服。

（2）下乳涌泉散（《清太医院配方》）

功能:疏肝解郁,通络下乳。

主治:产后缺乳（肝郁气滞证）。

组成:当归,川芎,白芍,生地黄,柴胡,青皮,天花粉,漏芦,通草,桔梗,白芷,穿山甲,王不留行,甘草。

用法:日一剂,水煎服,分 2 次服。

（3）苍附导痰丸（《叶天士女科诊治秘方》）合漏芦散（《济阴纲目》）

功能:健脾化痰、通乳。

主治:产后缺乳（痰浊阻滞证）。

组成:茯苓,半夏,陈皮,甘草,苍术,香附,胆南星,枳壳,生姜,神曲,漏芦,蛇蜕,瓜蒌。

用法:日一剂,水煎服,分 2 次服。

2. 中成药

（1）气血虚弱证:可予人参养荣丸、八珍颗粒调理。

（2）肝郁气滞证:可予逍遥丸等调理。

（3）痰浊阻滞证:平时可以苍附导痰丸、二陈丸调理。

附:回乳

产后不欲哺乳,或因乳母有疾不宜授乳,或已到断乳之时等,可予回乳。

回乳方法有:

麦芽煎:炒麦芽 200g,蝉蜕 5g,煎汤顿服。

免怀散《济阴纲目》:红花、赤芍、当归尾、川牛膝。水煎服。

朴硝外敷:朴硝 250g,装于布袋。排空乳汁后,敷于乳部,湿后更换。

乳汁不多的妇女,应逐渐减少哺乳次数,乳汁会渐渐减少,而达到停止分泌。回乳时不能挤乳或用吸乳器吸乳,这样会刺激泌乳。

另外,回乳时要注意预防乳痈的发生。

西药疗法:

维生素 B_6 200mg,每日 3 次,连服 3 天。

目前一般不推荐用雌激素或溴隐亭退奶。

（田立霞）

第六章 妇科杂病的诊治

第一节 癥 瘕

【概述】

妇女下腹胞中结块,或胀,或痛,或满,或伴有阴道异常出血者,称为"癥瘕"。

【主要病因病机】

本病多由正气不足,或外邪内侵,或内有七情、房室、饮食所伤,脏腑功能失调,气机阻滞,从而形成瘀血、痰饮、湿浊,停聚于小腹,日积月累而成(图 6-1)。

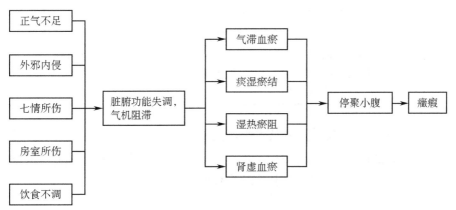

图 6-1 癥瘕的主要病因病机

【辨证注意点】

1. 辨病与辨证相结合。
2. 重在辨善恶、虚实、新病、久病。

【辨证思路】

1. 明确诊断,分清病程、善恶、气病或血病。

本病病之初期,肿块胀痛明显,多为实邪;中期包块增大质地较硬,隐隐作痛,月事异常,面色欠润者,多为邪实正虚;后期胀痛加重,肿块坚硬如石,全身羸弱者,则正虚为主。

肿块生长缓慢,无腹水,形状多规则,活动度可,边界清晰者多为善证;肿块生长迅速,伴有腹水,形状不规则,边界不清,固定不移者多为恶证。

一般包块坚实硬结者多为血病;聚散无常者多为气病。

2. 鉴别诊断 本病应与妊娠子宫和尿潴留相鉴别(表 6-1)。

表 6-1 癥瘕与妊娠子宫、尿潴留的鉴别诊断

	癥瘕	妊娠子宫	尿潴留
症状	妇女下腹胞中结块,或胀,或痛,或满,或伴有阴道异常出血	有停经史	尿道梗阻史;月经正常,尿不能排出或不能完全排空,膀胱胀满
体征	可扪及包块,质地或硬或软,或有压痛,或推之活动,或推之不移	宫颈呈紫蓝色,子宫增大与停经月份相符,质软	肿块位于下腹部,较表浅固定,触之有明显囊性感,界限不清
相关检查	B 超、CT、MRI 可明确肿块性质,血清肿瘤标志物检查有助于判断良恶性等	尿 HCG 阳性,B 超宫内见孕囊	导尿有助于鉴别

3. 辨证论治 需遵循衰其大半而止的原则(图 6-2)。恶证应尽快手术,术后或放、化疗期间,可配合中医药治疗。良性肿瘤要根据肿瘤部位、大小、生长速度、症状、怀孕要求等,考虑是否手术切除。

【病例思维程序示范】

患者,女,36 岁,发现盆腔肿块 1 年。患者 1 年前体检发现盆腔包块,直径 3cm(具体不详),近 1 年来因劳累出现月经后期,量少,经色紫黯有块,经行腹痛较剧。复查 B 超提示:左侧卵巢无回声区,30mm×33mm×40mm。近 1 年常感腰酸膝软,头晕耳鸣;有痛经病史 10 余年。查舌黯,苔薄白,脉沉涩。

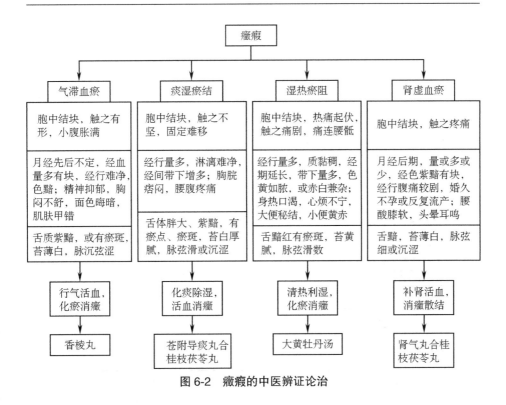

图 6-2　癥瘕的中医辨证论治

辨证思维程序：

第一步：明确诊断，分清病程、善恶、气病或血病。

患者 B 超提示左侧卵巢囊肿，有痛经病史。中医诊断：癥瘕。西医诊断：左侧卵巢囊肿。患者虽发现包块只有 1 年，但是有痛经病史 10 余年，仍属久病。患者劳累伤肾，肾虚血瘀，血行受阻，胞脉阻滞，故胞中结块；气血瘀滞，不通则痛，故经来腹痛；肾主生殖，肾虚血瘀则婚久不孕或流产；腰为肾之外府，肾主骨生髓，脑为髓海，肾虚故腰酸膝软，头晕耳鸣；舌脉均为肾虚血瘀之象。

第二步：可做哪些检查。

可以做 B 超、MRI 检查了解包块情况，可查血清肿瘤标志物以鉴别良恶性等。

第三步：辨证论治。

因辨证为肾虚血瘀证，治当补肾活血，消癥散结，方选肾气丸合桂枝茯苓丸。

处方：地黄 12g，山药 15g，山萸肉 9g，泽泻 12g，茯苓 15g，丹皮 12g，桂枝

12g,附子 9g,桃仁 9g,赤芍 12g。7 剂。

　　用法：日一剂,水煎服,分 2 次服。

（自拟医案）

癥瘕的诊治流程总结如图 6-3 所示。

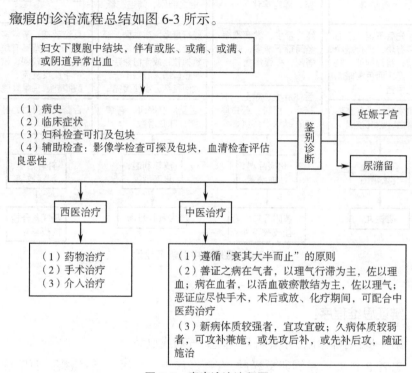

图 6-3　癥瘕诊治流程图

【典型医案】

　　蔡小荪医案

　　程某,女,41 岁。

　　初诊:2003 年 12 月 2 日。

　　主诉:发现盆腔肿块 1 周。

　　患者 1998 年行全子宫及右附件切除术,病理示:子宫内膜异位症,生育史:1-0-0-1,时有小腹隐痛,白带不多,1 周前 B 超检查示"左侧巧克力囊肿",大小 4.5cm×4.4cm×3.4cm,脉略细数,苔淡薄,边有齿印。证属:宿瘀内结,日久成癥;治拟化瘀散结。

处方:茯苓 10g,桂枝 3g,赤芍 10g,牡丹皮 10g,桃仁 10g,莪术 10g,穿山甲 10g,皂角刺 30g,石见穿 20g,炒白术 10g,水蛭 6g。7 剂,水煎服,日 1 剂。

二诊(2003 年 12 月 9 日):患者夜间易惊醒,寐欠安,脉略数,苔薄,边有齿印,再拟前法,加镇静安神。

处方:茯神、茯苓各 10g,石斛 10g,桂枝 3g,远志 4.5g,磁石(先煎)30g,赤芍 10g,牡丹皮 10g,桃仁 10g,皂角刺 30g,穿山甲 10g,柏子仁 10g,水蛭 6g。14 剂,日 1 剂,水煎服。

服中药调治 5 个月,9 月 25 日经净后,随访 B 超示卵巢囊肿消失。再予以巩固。

按语:癥瘕为此疾病之根本,按"血实宜决之"治则,于经净后以内异Ⅲ号方消癥散结,宗桂枝茯苓丸法加味。一般服药后症状改善较为显著,癥块消失。

[王隆卉,蔡小荪. 蔡小荪治疗子宫内膜异位症经验[J]. 世界中医药,2007,(5):282-283.]

【常用经典方剂及中成药】

1. 经典方剂

血府逐瘀汤(《医林改错》)

功能:活血化瘀。

主治:癥瘕(气滞血瘀)。

组成:桃仁,红花,当归,生地黄,牛膝,川芎,桔梗,赤芍,枳壳,甘草,柴胡。

用法:日一剂,水煎服,分 2 次服。

2. 中成药

气滞血瘀证:平时可以妇科消瘤片、大黄䗪虫丸、桂枝茯苓丸等调理。

(郭姗姗)

第二节　子宫内膜异位症与子宫腺肌病

【概述】

子宫内膜异位症是指具有生长功能的子宫内膜组织出现在子宫腔被覆黏膜以外的身体其他部位。卵巢型子宫内膜异位症形成囊肿者,称为子宫内膜异位囊肿(俗称"巧克力囊肿")。

　　子宫腺肌病是指子宫内膜腺体和间质侵入子宫肌层中,伴随周围肌层细胞的代偿性肥大和增生,形成弥漫病变或局限性病变的一种良性疾病。

　　中医学古籍中没有"子宫内膜异位症"及"子宫腺肌病"的病名记载,根据其临床表现,可归属在"痛经""月经过多""经期延长""癥瘕""不孕"等病证中。

【主要病因病机】

　　子宫内膜异位症与子宫腺肌病的主要病机为血瘀(图6-4)。

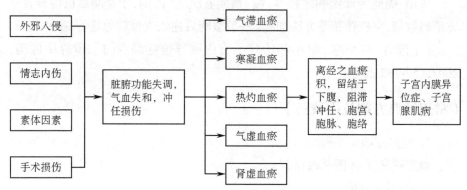

图6-4　子宫内膜异位症与子宫腺肌病的主要病因病机

【辨证注意点】

　　子宫内膜异位症与子宫腺肌病的主要病机是瘀血阻滞,应根据疼痛发生的时间、性质、部位,月经的情况和结块的大小、部位明确诊断和疾病的严重程度,结合舌脉辨别寒、热、虚、实。

【辨证思路】

　　1. 明确诊断　两者临床表现均有痛经、月经过多或经期延长和不孕的特征,并以瘀血阻滞冲任、胞宫为主要病机,瘀血为有形之邪,但久病多虚,临床上以虚实夹杂多见。

　　(1)子宫内膜异位症

　　1)病史:有继发性、进行性加剧的痛经史,或有不孕史,或有剖宫产、人工流产手术史。

2）症状

①疼痛：继发性、进行性加剧的痛经，疼痛固定不移，多位于腰骶部、下腹部或盆腔，可放射至阴道、会阴、肛门或大腿内侧。常于经前 1~2 日开始，以经期第 1 日最剧，以后逐渐减轻并持续至整个月经期。若直肠子宫陷凹及子宫骶骨韧带有病灶时可伴有性交痛、肛门坠胀感，疼痛程度与病灶大小不一定呈正比。

②月经异常：经量增多、经期延长、经前点滴出血。

③不孕：约 40% 的患者伴有原发或继发性不孕。40% 患者发生自然流产。

④其他：若为肠道子宫内膜异位症，可见腹痛、腹泻或便秘，甚至周期性少量便血。若为尿道子宫内膜异位症，可出现周期性尿血。若为呼吸道子宫内膜异位症可出现经期咳血及气胸。若为腹壁瘢痕子宫内膜异位症，则切口瘢痕处有结节，经期增大，疼痛加重。病灶在会阴切口或伤口瘢痕结节，亦见经期增大，疼痛加重。

⑤体征：较大的卵巢内膜异位囊肿在腹部可扪及，若病变累及腹壁切口、脐部等，在相应部位可触及硬韧、不活动、边界不清的触痛性结节。子宫多后倾、活动或固定，大小正常或稍大。宫颈后上方、子宫后壁、宫骶韧带或直肠子宫陷凹可扪及硬性触痛性结节，经前尤为明显。若病变部位在宫颈，可见宫颈表面有稍突出的蓝紫色小点或出血点，质硬光滑有触痛。若病变累及直肠阴道隔，可在阴道后穹隆扪及隆起的小结节或包块。

3）辅助检查

①血液检查：血清 CA125、CA199、抗子宫内膜抗体（EMAb）值测定可提高子宫内膜异位症的诊断率，并可作为药物疗效评价的指标。

②影像学检查

a. B 超：有助于发现盆腔或其他病变累及部位的包块，了解病灶的位置、大小和形状，对诊断卵巢内膜异位囊肿有重要意义。

b. 钡剂灌肠：有助于发现直肠子宫陷凹及直肠阴道隔内异症病灶。

c. 必要时做盆腔 CT 及 MRI 检查。

d. 腹腔镜检查：是诊断子宫内膜异位症的首选方法，可直接了解病灶范围和程度。

子宫内膜异位症临床分期目前多采用美国生育医学协会于 1997 年第三次修订的分期标准（rAFS 分期法）。此法需经腹腔镜检查或剖腹探查确诊，对病灶的部位、数目、大小、深度、粘连程度等进行评分（表 6-2）。

表 6-2 ASRM 子宫内膜异位症分期法（1997 年）

异位病灶		病灶大小				粘连范围		
		<1cm	1~3cm	>3cm		<1/3 包裹	1/3~2/3 包裹	>2/3 包裹
腹膜	浅	1	2	3				
	深	2	4	6				
卵巢	右浅	1	2	4	轻	1	2	4
	右深	4	16	20	重	4	8	16
	左浅	1	2	4	轻	1	2	4
	左深	4	16	20	重	4	8	16
输卵管	右				轻	1	2	4
					重	4	8	16
输卵管	左				轻	1	2	4
					重	4	8	16
	深	2	4	6				
直肠子宫陷凹部分消失			4		完全消失		40	

注:①若输卵管全部被包裹,应为 6 分;②Ⅰ期(微型):1~5 分;Ⅱ期(轻型):6~15 分,Ⅲ期(中型):16~40 分,Ⅳ期(重型):>40 分

1990 年中国中西医结合学会妇产科专业委员会第三届学术会议修订的盆腔子宫内膜异位症的临床分期标准(以妇科双合诊、三合诊结合 B 超检查为主):

轻度:①散在的病灶种植,卵巢触痛,正常大或略大,但无明显的内膜囊肿形成;②粘连轻微或不明显,子宫、卵巢均活动。

中度:①卵巢单侧或双侧有多个病灶,卵巢增大,或有小的内膜囊肿形成,但囊肿直径不超过 3cm;②输卵管、卵巢有粘连;③有明显的散在病灶硬结,可触及触痛结节。

重度:①卵巢子宫内膜囊肿大于 3cm(单侧或双侧);②盆腔粘连明显;③子宫直肠陷凹封闭,片状增厚,伴触痛结节;④病变累及直肠、膀胱,伴子宫固定不动(重度广泛性)。

(2) 子宫腺肌病

1) 病史:有月经量多、进行性加剧的痛经病史,或有多次妊娠、反复宫腔

操作史、分娩时子宫壁创伤和慢性子宫内膜炎史。

2）症状：主要表现为经量增多和经期延长，以及继发性、进行性加剧的痛经。部分患者可无任何临床症状。

3）体征：可发现子宫呈均匀性增大或有局限性结节隆起，质硬而有压痛，经期子宫增大，压痛明显。合并子宫内膜异位症时子宫活动度有时较差。合并子宫肌瘤时，则依肌瘤的大小、数目、部位而异。双附件无明显异常。

4）辅助检查

①血液检查：血清 CA125、CA199、抗子宫内膜抗体（EMAb）值测定可协助诊断子宫腺肌病。

②影像学检查：B 超和 MRI 有助于子宫腺肌病的诊断及鉴别。

2. 鉴别诊断　子宫内膜异位症主要与子宫腺肌病、盆腔炎性包块、卵巢恶性肿瘤和原发性痛经相鉴别。子宫腺肌病除与子宫内膜异位症鉴别外，还要与子宫肌瘤相鉴别（表 6-3）。

3. 辨证论治　应根据疼痛发生的时间、性质、部位，月经的情况和结块的大小、部位，以及体质和舌脉辨别寒、热、虚、实（图 6-5）。

【病例思维程序示范】

患者 23 岁，已婚。

主诉：经行腹痛 1 年

现病史：患者经期涉水后出现经期小腹绞痛，拒按，得热痛减，经行量少，色紫黯有块；月经过后 2 天 B 超提示左侧卵巢囊肿，大小 56mm×66mm，其中可见细小光点。平素形寒肢冷，大便不实；舌淡胖而紫黯，苔白，脉沉迟而涩。

辨证思维程序：

第一步：明确诊断。

患者经期小腹疼痛，经后 B 超提示左侧卵巢囊肿，属于子宫内膜异位症。

第二步：辨证思路。

患者经期涉水后寒邪凝滞于子宫、冲任，导致气血运行受阻，故经前或经期小腹冷痛或绞痛且拒按；寒得热则缓，血行渐畅，故得热痛减；寒凝血瘀，冲任不调则月经延后，经色黯有块；寒邪盛于内，阳气被遏，则形寒肢冷；舌脉均为寒凝血瘀之象。

第三步：辨证论治。

表 6-3 子宫内膜异位症、子宫腺肌病与其他疾病的鉴别诊断

	子宫内膜异位症	子宫腺肌病	盆腔炎性包块	卵巢恶性肿瘤	原发性痛经	子宫肌瘤
症状	继发性、进行性加剧的痛经，疼痛固定不移，多位于下腹部或盆腔，可放射至阴道、肛门或大腿内侧	可合并子宫内膜异位症，其痛经症状更剧烈	多有盆腔炎性疾病反复发作史，不仅经期，平时亦有腹部隐痛，可伴有发热	早起无症状但病情发展迅速，疼痛呈持续性，与月经周期无关。患者可有恶病质	痛经常 1~2 天内消失	无明显痛经，可有月经过多、尿频等压迫症状
妇科检查	子宫大小正常或稍大，宫颈后上方、子宫后壁、宫骶韧带、子宫陷凹可扪及硬性触痛结节，经前尤为明显；若病变部位在宫颈，可见宫颈表面有稍突出的蓝紫色小点或点状出血点，质硬有滑有触痛；若病变累及直肠隔，可在阴道后穹隆扪及隆起的小结节或包块；若病变累及腹壁切口、脐部等，在相应部位可触及硬韧、不活动、边界不清的触痛性结节	子宫呈球形增大、质硬，经期触痛	子宫活动度差，附件区可扪及界不清包块，抗炎治疗有效	可在子宫旁扪及包块，表面高低不平，常伴有腹水	子宫正常大小，附件区未扪及包块	子宫不均匀增大，凹凸不平，活动可，无压痛
实验室检查	B 超显示附件区有液性或混合性包块，内涵细小光点；CA125 值轻度增高	B 超显示子宫增大，后壁增厚明显，栅栏状；CA125 值增高	血白细胞增高，血沉加快，B 超显示盆腔积液或附件区有包块，液性或混合性	B 超显示包块以实性或混合性居多，CA125 值多大于 200U/L	B 超无异常发现	B 超显示子宫增大，内见低回声团块，边界清晰

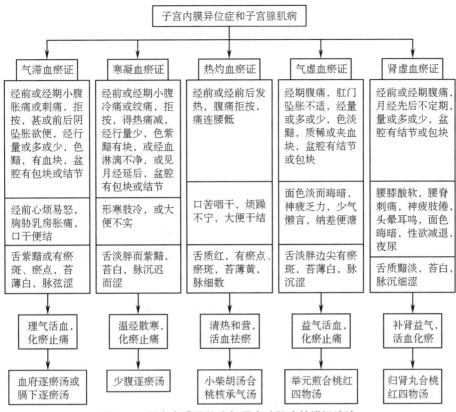

图 6-5 子宫内膜异位症与子宫腺肌病的辨证论治

因辨证为寒凝血瘀证,治当温经散寒,化瘀止痛,方选少腹逐瘀汤。

处方:小茴香 9g,干姜 6g,延胡索 12g,没药 9g,当归 12g,川芎 9g,肉桂 6g,赤芍 12g,蒲黄 9g,五灵脂 12g。7 剂。

(自拟医案)

子宫内膜异位症与子宫腺肌病的诊治流程总结如图 6-6 所示。

【典型医案】

赵瑞华医案

患者,女,39 岁,已婚,职员。

初诊:患者于 2013 年 3 月 19 日因"左卵巢巧克力囊肿术后 2 年,发现复发 9 天"就诊。患者既往月经规律,量中,有血块,痛经,经期怕凉明显,末次月

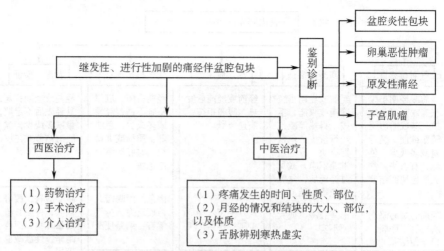

图 6-6　子宫内膜异位症与子宫腺肌病诊治流程图

经 2013 年 2 月 27 日,孕 2 产 1,现工具避孕。2011 年 3 月于北京医院行"腹腔镜下左卵巢子宫内膜异位囊肿剔除术",术中见:子宫前位,如孕 6 周大小,子宫后壁与肠管粘连,左侧输卵管与卵巢粘连,左侧卵巢见 4cm×5cm 囊肿。术后肌内注射注射用醋酸曲普瑞林 3.75mg(每 28 天一次,连续 3 个周期),并定期复查。2013 年 3 月 11 日北京医院复查 B 超示:双侧卵巢囊肿(右侧大小约 2.0cm×1.8cm,左侧约 2.8cm×3.0cm×1.9cm);CA125:65.8U/ml。症见:左下腹坠胀,手足凉,食后胃脘部堵闷感,乏力,眠可,大便每日 1~2 次,质可,小便正常。舌黯红,苔薄白,脉弦滑。西医诊断:子宫内膜异位症;中医诊断:癥瘕,证属气滞血瘀,兼寒凝。治以活血化瘀,散寒止痛。

　　医嘱:忌寒凉,调情志;中药处方:柴胡 15g,茯苓 15g,炒白术 25g,制香附 15g,丹参 25g,赤芍 15g,莪术 15g,三七粉(冲服)3g,生薏苡仁 20g,鸡内金 20g,甘草 10g,生艾叶 10g,肉桂(后下)8g,葫芦巴 15g。14 剂,每日 1 剂,水煎服。

　　二诊(2013 年 4 月 7 日):服上方 14 剂,3 月 27 日行经,5 天净,量中,血块减少,痛经可忍,伴腰凉、乏力,手足凉稍好转,小腹轻微坠胀,胃脘部不适,矢气多,二便正常。舌黯红,苔白略厚,脉弦滑。

　　处方:前方加桂枝 15g,改茯苓 20g,炒薏苡仁 30g,鸡内金 30g。

　　三诊(2013 年 5 月 5 日):服上方 21 剂后,4 月 23 日行经,4 天净,量中,少量血块,痛经明显缓解,伴乏力,胃脘部不适明显减轻,纳眠可,二便正常。舌黯红,苔薄白,脉弦滑。处方:4 月 7 日方减桂枝、肉桂、艾叶,加皂角刺 15g。

　　四诊(2013 年 6 月 26 日):北京医院 B 超复查:子宫大小为 5.1cm×5.0cm×

3.6cm,内膜厚度为0.8cm,右卵巢大小2.7cm×2.0cm,左卵巢内见2.0cm×1.4cm无回声,壁薄,内透声好;CA125:46.31U/ml。以5月5日方为基本方,间断治疗10个月余。

2014年3月12日北京医院复查B超:子宫大小为4.5cm×5.0cm×4.4cm,肌层回声均匀,内膜厚度为0.9cm;左卵巢大小为2.7cm×2.0cm,形态正常;右卵巢大小为2.8cm×2.2cm,形态正常,其内未见血流信号;CDFI:未见血流信号,余(−)。CA125:35.9U/ml。继续巩固治疗。

按:此例为子宫内膜异位症复发患者,双侧均见囊肿,治疗较为棘手。初诊该患面色稍黯,询其平素情绪稍差,并喜食寒凉之物,"血得温则行,得寒则凝",瘀血留滞于冲任、胞宫,加之肝气不畅,日久则成癥瘕,阳气损伤,阳虚不达肢末,可见手足凉;"不通则痛""不荣则痛",引发痛经;病久损伤脾胃,可见乏力、胃脘部不适等;舌黯红,苔薄白,脉弦滑为气滞血瘀兼寒凝之象。治疗当以活血化瘀、散寒止痛为主,佐以健脾利湿。处方用丹参、赤芍、莪术、皂角刺等消冲脉之瘀血,柴胡、香附疏肝行气以助血运行,艾叶、肉桂、胡芦巴等温通经脉、散寒止痛,茯苓、白术、生薏苡仁健脾利湿,鸡内金健脾消积。全方祛瘀而不伤正,补虚而不留滞。患者路途遥远就诊困难,方药未及时调整,治疗稍显缓慢,得治法方药精当,终收其功。

[安丹丹,赵瑞华.赵瑞华中医药治疗子宫内膜异位症的临证经验[J].中华中医药杂志,2016,31(11):4584-4586.]

【常用经典方剂及中成药】

1. 经典方剂

桂枝茯苓丸(《金匮要略》)

功能:活血化瘀。

主治:子宫内膜异位症、子宫腺肌病(气滞血瘀证)。

组成:桂枝,茯苓,牡丹皮,赤芍,桃仁。

用法:日一剂,水煎服,分2次服。

2. 中成药　针对气滞血瘀型的子宫内膜异位症、子宫腺肌病,常用的活血化瘀类中成药有大黄䗪虫丸、桂枝茯苓丸等。

(汤倩珏)

第三节　不　孕　症

【概述】

女子与配偶同居 1 年,性生活正常,未避孕而未孕者;或曾有过妊娠,未避孕而又 1 年未再受孕者,称为不孕症。前者为原发性不孕,后者为继发性不孕。《备急千金要方》称前者为"全不产",后者为"断绪"。

西医学中由排卵障碍、输卵管因素及免疫因素所致的不孕症,均可参考本病治疗。

【主要病因病机】

本病的主要病因与肾虚、肝郁、痰湿内阻、瘀滞胞宫有关,主要病机是肾气不足,冲任气血失调(图 6-7)。

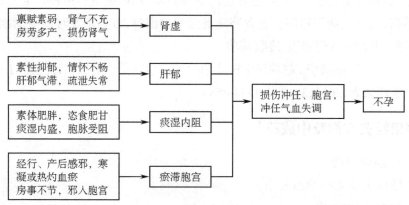

图 6-7　不孕症的主要病因病机

【辨证注意点】

1. 本病以肾虚和肝郁为主要病因,瘀血与痰湿是常见的病理产物,且互为因果。

2. 依据月经、带下、全身症状及舌脉等综合分析,辨病与辨证相结合,局部与整体相结合,夫妇双方与单方检查相结合,妇科与内、外科疾病相结合。

【辨证思路】

1. 明确诊断,确定证候之脏腑、气血、寒热、虚实。

(1)询问病史、症状、体征,完善相关实验室检查,明确诊断。

(2)结合月经、带下、全身症状及舌脉进行辨证,明确病因、病位、病证,从而确定属于肾虚、肝郁、痰湿内阻或瘀滞胞宫之证。

2. 女性不孕的因素(表6-4)

表6-4　女性不孕的因素

排卵障碍	常见下丘脑-垂体-卵巢轴功能紊乱、卵巢病变、肾上腺及甲状腺功能异常
输卵管因素	输卵管阻塞或积水或通而不畅
子宫因素	子宫畸形、子宫内膜炎、内膜结核、内膜息肉、子宫黏膜下肌瘤、宫腔粘连等
宫颈因素	宫颈炎症、宫颈黏液功能异常及宫颈免疫学功能异常等
阴道因素	外阴阴道发育异常、外阴阴道炎症及外阴阴道瘢痕等
免疫因素	生殖相关抗体阳性

3. 辨证论治

(1)本病治法以温养肾气,调理气血为主。中医药治疗本病强调"种子必先调经"(图6-8)。

(2)辨病与辨证相结合,注意个体化治疗,在辨证基础上,结合辨病适当配伍相关药物,可提高疗效。

(3)局部与整体相结合,夫妇双方与单方检查相结合,妇科与内、外科疾病相结合等,以明确病因、病位、病证等,从而提高临床疗效。

【病例思维程序示范】

王某,女,32岁。2017年3月3日初诊。

患者结婚2年,未避孕1年未孕。月经周期7/27~35天,量少,色淡黯,质稀,无血块,无痛经,腰酸。LMP:2017年2月14日。丈夫精液常规正常。生育史:0-0-0-0。现患者腰酸腿软,头晕耳鸣,神疲肢倦,小便清长,胃纳尚可,夜寐可。舌淡黯,苔白润,脉沉弱。妇科检查:外阴发育良好,宫颈轻度糜烂,子宫大小正常,双侧附件未及包块。

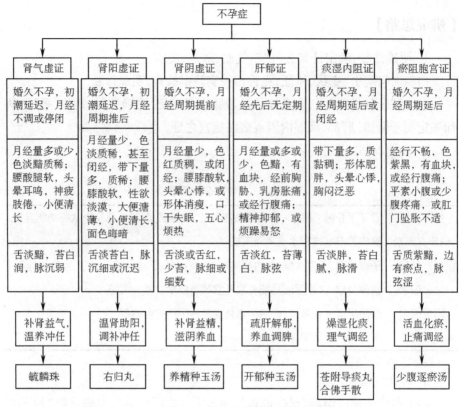

图 6-8　不孕症的辨证论治

辨证思维程序：

第一步：明确诊断，确定证候之脏腑、气血、寒热、虚实。

患者肾气不足，冲任虚衰，不能摄精成孕，故婚久不孕；肾气虚冲任不固，血海失司，故月经量少；肾主骨生髓，脑为髓海，腰为肾之外府，肾气虚则腰酸腿软，头晕耳鸣，神疲肢倦；肾气虚气化失常，故小便清长；经色淡黯，质稀，舌淡黯，苔白润，脉沉弱均为肾气虚之征。故此患者辨证为肾气虚，病位主要在肾。

第二步：可做哪些检查。

可以做 B 超检查、性激素水平检测、免疫性因素检测等，必要时可行输卵管通畅试验检查、宫腔镜、腹腔镜检查，明确不孕症的病因。

第三步：辨证论治。

因辨证为肾气虚证，治当补肾益气，温养冲任，方选毓麟珠加减。

处方：当归 12g，熟地 12g，白芍 9g，川芎 9g，党参 12g，白术 12g，茯苓 15g，菟丝子 12g，杜仲 12g，鹿角霜 9g。7 剂。

水煎服，日 1 剂，分 2 次服。

（自拟医案）

不孕症的诊治流程总结如图 6-9 所示。

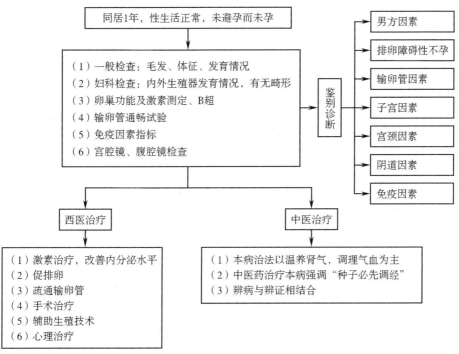

图 6-9　不孕症诊治流程图

【典型医案】

罗元恺医案

李某，女，29 岁。

初诊：1977 年 5 月 18 日。

患者婚后 3 年，同居未孕。15 岁初潮，周期或先或后，淋漓不畅，经行下腹剧痛，经量多，色黯，有血块，块下则痛减，痛甚时伴呕吐，冷汗，头晕，肢冷，不能坚持工作，经前数日则乳房胀痛，烦躁，末次月经 4 月 23 日。舌黯红，苔薄白，微黄,脉弦细略数。检查子宫偏小,余正常。配偶精液检查正常。

诊为不孕症,兼月经先后不定期、痛经。证属气滞血瘀,兼肝郁肾虚。治宜活血化瘀,行气止痛,继而疏肝补肾,调经助孕。

处方:蒲黄 10g,五灵脂 10g,益母草 15g,山楂肉 15g,白芍 15g,丹参 20g,乌药 12g。每日 1 剂。

二诊:痛经减轻,经后感头晕,纳差,腰酸,以补肾健脾为主,佐以行气活血。

处方:菟丝子 12g,桑寄生 25g,熟地 20g,续断 15g,党参 15g,茯苓 25g,山楂 12g,香附 10g,乌药 10g。每日 1 剂,服至经前 1 周。

其后随证加减,四诊时痛经明显减轻,经后腰酸,小腹隐痛。继以补肾填精治疗。1978 年 3 月 18 日五诊时停经 47 日,脉证及辅助检查均证实早孕。于 1978 年 11 月足月分娩,母子健康。

按语:该患者属原发性不孕,并有痛经和月经先后不定期,妇科检查提示子宫发育欠佳,为本虚标实之证。治疗根据标本缓急,攻补兼施。经前气血充盛,血海满盈,气机怫郁,血脉壅滞,加之素有血瘀痛经,故治以行气活血为主,条达气机,使经脉通畅,方用失笑散加味,配丹参、益母草、当归、川芎等活血行血,乌药、香附等行气疏肝,重在消除痛经以治其标证。子宫发育不良属禀赋不足,肾气薄弱,故经后为本虚之象;在标证渐除之后,以补肾填精,健脾养血为主。药用菟丝子、桑寄生、续断补肾气,熟地养肾阴,党参、茯苓健脾益气,稍佐香附、乌药以行气疏肝,以免过于滋腻。痛经改善后,更加入黄精、金樱子、女贞子等填补肾精,固本助孕。通过攻补兼施,标本兼顾,治愈怀孕并足月分娩。

(罗颂平,张玉珍.罗元恺妇科经验集[M].上海:上海科学技术出版社,2005.)

【常用经典方剂及中成药】

1. 经典方剂

(1) 毓麟珠(《景岳全书》)

功能:补肾益气。

主治:不孕症(肾气虚证)。

组成:当归,熟地,白芍,川芎,人参,白术,茯苓,炙甘草,菟丝子,杜仲,鹿角,川椒。

用法:日一剂,水煎服,分 2 次服。

(2) 右归丸(《景岳全书》)

功能:温肾扶阳。

主治:不孕症(肾阳虚证)。

组成:熟地黄,附子,肉桂,山药,山茱萸,菟丝子,鹿角胶,枸杞子,当归,杜仲。

用法:日一剂,水煎服,分2次服。

(3)养精种玉汤(《傅青主女科》)

功能:补肾益精。

主治:不孕症(肾阴虚证)。

组成:熟地,山茱萸,白芍,当归。

用法:日一剂,水煎服,分2次服。

(4)开郁种玉汤(《傅青主女科》)

功能:疏肝解郁。

主治:不孕症(肝郁证)。

组成:当归,白芍,丹皮,香附,白术,茯苓,天花粉。

用法:日一剂,水煎服,分2次服。

(5)苍附导痰丸(《叶天士女科诊治秘方》)合佛手散(《普济本事方》)

功能:燥湿化痰。

主治:不孕症(痰湿内阻证)。

组成:苍术,香附,陈皮,南星,枳壳,半夏,川芎,滑石,茯苓,神曲,当归。

用法:日一剂,水煎服,分2次服。

(6)少腹逐瘀汤(《医林改错》)

功能:活血化瘀。

主治:不孕症(瘀阻胞宫证)。

组成:小茴香,延胡索,干姜,没药,当归,川芎,肉桂,赤芍,蒲黄,五灵脂。

用法:日一剂,水煎服,分2次服。

2. 中成药

(1)肾气虚证:平时可服用调经促孕丸、龙鹿胶囊(丸)等调理。

(2)肝气郁结证:平时可服用妇科养荣胶囊等调理。

(3)瘀阻胞宫证:平时可用散结镇痛胶囊、坤灵丸、大黄䗪虫丸、少腹逐瘀颗粒等调理。

(肖 珊)

第四节 多囊卵巢综合征

【概述】

多囊卵巢综合征(polycystic ovary syndrome, PCOS)是青春期及育龄期妇女常见的一种内分泌紊乱性疾病,以生殖功能障碍和糖代谢异常并存为特征。临床表现有月经紊乱、稀发或闭经,多毛,痤疮,黑棘皮,肥胖,不孕,双侧卵巢多囊样改变等。其临床症状散见于月经后期、闭经、崩漏、癥瘕、不孕症等中医疾病记载中。

【主要病因病机】

本病主要是由于肾 - 天癸 - 冲任 - 胞宫轴的功能失调,与肾、肝、脾三脏功能失常密切相关,其中肾虚是主要因素。虚、热、痰、瘀互结,冲任不能相资,胞宫藏泻失职为主要病机(图 6-10)。

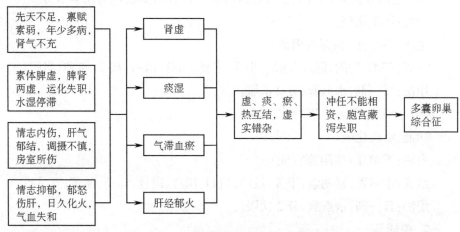

图 6-10　多囊卵巢综合征的主要病因病机

【辨证注意点】

1. 本病内在为肝、脾、肾三脏功能失调,产生热、痰、瘀等病理变化,并互为因果而致病,临床多见虚实夹杂证。

2. 辨证主要根据临床症状、体征与舌脉。

【辨证思路】

1. 明确诊断,确定证候之虚实、脏腑及所属阶段。

(1) 询问病史、症状、体征,完善相关实验室检查,明确诊断。

(2) 结合全身症状及舌脉之征进行辨证,明确病证是属于肾虚,还是属于肝经郁火、脾虚痰湿或气滞血瘀,同时分清发病阶段是属于青春期还是育龄期。

2. 鉴别诊断　本病应与肾上腺皮质增生或肿瘤、卵巢雄激素肿瘤、卵泡膜细胞增殖症等鉴别(表6-5)。

表6-5　多囊卵巢综合征与其他疾病的鉴别诊断

诊断	多囊卵巢综合征	肾上腺皮质增生或肿瘤	卵巢雄激素肿瘤	卵泡膜细胞增生症
症状	月经稀发或闭经;不孕、多毛、痤疮、肥胖、黑棘皮症	多毛、肥胖、头晕头痛、胸闷胸痛、视物模糊	男性化体征明显,常伴有腹水和转移灶	肥胖及男性化比PCOS明显
体征	多毛,子宫大小正常或偏小,两侧或单侧卵巢增大	多毛、肥胖、男性化	单侧卵巢实性且进行性增大	肥胖及男性化严重
实验室检查	血清雄激素水平增高,通常不超过正常范围的2倍;LH/FSH>2.5;B超一侧或两侧卵巢可见10个以上直径2~9mm的卵泡	血清硫酸脱氢表雄酮(DHEA-S)值>18.2µmol/L	血清睾酮值>6.9noml/L	血清睾酮值可高达5.2-6.9nmol/L,LH/FSH值可正常,腹腔镜下可见卵巢皮质黄素化的卵泡膜细胞群

3. 辨证论治

(1) 本病根据临床症状和体征进行辨证,常分为肾虚、肝经郁火、痰湿、气滞血瘀等证,其中以肾虚为主,证候往往虚实夹杂,治疗上以滋肾补肾为主,根据临证可配以健脾化痰除湿、行气活血、疏肝泻火、软坚散结等治法(图6-11)。

(2) 青春期重在调经,以调畅月经为先,恢复周期为根本;育龄期以助孕为要。

(3) 根据体胖、多毛、卵巢增大、包膜增厚的特点,临床常配以涤痰软坚、化瘀消癥之品治疗。

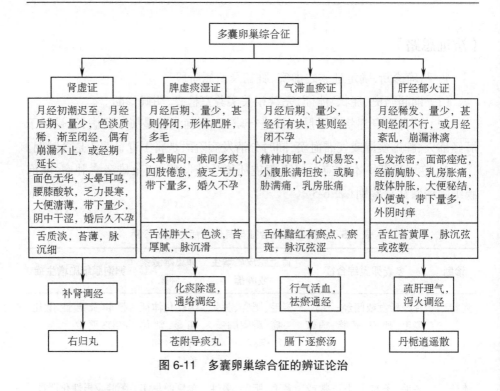

图 6-11　多囊卵巢综合征的辨证论治

【病例思维程序示范】

张某,女,24岁。2017年12月21日初诊。

结婚9月余,未避孕1年余未孕。月经周期:7/60~90天,LMP:11月3日,行经7天,量少,色淡红,无痛经。生育史:0-0-1-0,2年前行人流。现患者体重增加,多毛,时有头晕胸闷,四肢疲倦,带下偏多。舌淡胖,苔厚腻,脉滑。2017年11月18日B超示双侧卵巢多囊改变。检查睾酮偏高。

辨证思维程序:

第一步:明确诊断,确定证候之虚实、寒热、脏腑;属于青春期还是育龄期。

患者处于育龄期,痰湿阻滞于冲任,气血运行受阻,血海不能按时满盈,则月经后期,量少;痰湿内阻胞宫,则不孕;脾虚痰湿不滑,下注冲任则带下量多;痰湿内困,清阳不升,则头晕胸闷;痰湿溢于肌肤,则肥胖;留滞于精髓,则四肢倦怠;舌淡胖,苔厚腻,脉滑为痰湿内盛之象。故此患者诊断为多囊卵巢综合征,辨证为脾虚痰湿证。

第二步:可做哪些检查。

可以做 B 超检查、血清性激素水平测定、葡萄糖耐量试验等检查来评估患者的激素水平和内分泌情况,从而明确诊断。

第三步:辨证论治。

因辨证为脾虚痰湿证,治当化痰除湿,通络调经,方选苍附导痰丸加减。

处方:苍术 9g,香附 9g,陈皮 12g,南星 12g,枳壳 12g,半夏 12g,川芎 9g,滑石 6g,茯苓 12g,神曲 15g。7 剂。

用法:水煎服,日 1 剂,分 2 次服。

(自拟医案)

多囊卵巢综合征的诊治流程总结如图 6-12 所示。

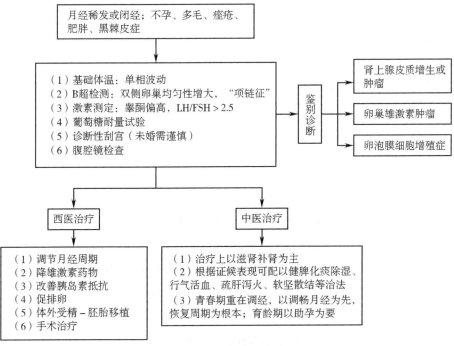

图 6-12　多囊卵巢综合征诊治流程图

【典型医案】

朱南孙医案

某女,19 岁。

自 13 岁初潮起月经周期就多迟后。常 45~60 天一行,近 2 年来发展到 3~5 个月月经停闭不行。用复方黄体酮尚可催行。西医 B 超提示双侧卵巢偏大,囊性结构。激素测定:促卵泡激素(FSH)6.81U/L,促黄体生成素(LH)14.10U/L,睾酮(T)57nmol/L。西医诊断为多囊卵巢综合征。刻下形态倦怠乏力,懒动腰酸,舌微红苔薄白,脉沉偏细稍见弦。

此女肾气不足,天癸未充,后天气血又缺乏充养资培之续,故冲脉难以蕴育益盛,精血不能旺于血海,肝藏血而稍有蓄积又不足以供其青春生发之体,如此先天蕴化不足,后天资济匮乏,血海日耗而渐枯,则周期渐后乃至闭经。

治以益肝肾,助天癸,补气血,促冲脉,以期激发蕴化、勃发,推动之生理过程,血海盈满,应时而溢泄。

处方:仙灵脾 30g,巴戟天 15g,肉苁蓉 15g,山茱萸 10g,菟丝子 15g,杜仲 15g,女贞子 15g,枸杞子 10g,桑椹子 15g,山药 15g,墨旱莲 15g,当归 10g,生熟地各 15g,川芎 6g,党参 12g,生黄芪 15g,川楝子 15g。12 剂。并嘱其测基础体温。

2 周再诊,基础体温趋升,自觉乳胀,带下觉润,大便原干现已畅通。于上方去川楝子、墨旱莲,加青皮 10g、香附 10g,以增其促动之力。嘱服 7 剂。

三诊以疏通为主,促其经水来潮。

处方:益母草 30g,泽兰 10g,红花 10g,莪术 10g,香附 10g,杜仲 12g,山药 15g,艾叶 6g,当归 10g,川芎 6g,路路通 10g,娑罗子 10g,川牛膝 10g。7 剂。药后 5 剂经行,量正常。

经后再以首诊之方,补肝肾并佐益气阴,10 剂用后,在方中加白术 10g、黄精 12g、莪术 20g、皂角刺 12g,党参增至 15g,黄芪增至 30g,以增加益气通络助排卵之功效。服 12 剂后,再用疏通促进为主之方。如此交替遣方用药,共治疗 7 个月,前 3 个月经水多在 40 天一行,以后经水则按月届时而行。B 超复查,子宫附件均正常大小,未提示卵巢囊性结构。遂以乌鸡白凤丸、补中益气丸缓图善后,以资疗效。

按语:本例多囊卵巢综合征系青春期患者,月经后期渐至闭经,采用西药治疗权宜之计,后以补益肝肾、促天癸之法调治,使月经如期,而且卵巢形态学改善,显示中医药治疗的独到之处。

[杨悦娅.朱南孙治疗多囊卵巢综合征的思路与方法[J].上海中医药杂志,2006,40(1):43-44.]

【常用经典方剂、中成药】

1. 经典方剂

（1）右归丸（《景岳全书》）

功能：温肾扶阳。

主治：多囊卵巢综合征（肾虚证）。

组成：熟地黄，附子，肉桂，山药，山茱萸，菟丝子，鹿角胶，枸杞子，当归，杜仲。

用法：日一剂，水煎服，分 2 次服。

（2）苍附导痰丸（《叶天士女科诊治秘方》）

功能：化痰除湿。

主治：多囊卵巢综合征（脾虚痰湿证）。

组成：苍术，香附，陈皮，南星，枳壳，半夏，川芎，滑石，茯苓，神曲。

用法：日一剂，水煎服，分 2 次服。

（3）膈下逐瘀汤（《医林改错》）

功能：行气活血化瘀。

主治：多囊卵巢综合征（气滞血瘀证）。

组成：五灵脂，当归，川芎，桃仁，丹皮，赤芍，乌药，延胡索，甘草，香附，红花，枳壳。

用法：日一剂，水煎服，分 2 次服。

（4）丹栀逍遥散（《内科摘要》）

功能：疏肝理气。

主治：多囊卵巢综合征（肝经郁火证）。

组成：白术，柴胡，当归，茯苓，甘草，牡丹皮，山栀，芍药，丹皮，栀子。

用法：日一剂，水煎服，分 2 次服。

2. 中成药

（1）肾虚证：平时可服用右归丸、肾气丸等调理。

（2）肝经郁火证：平时可服用丹栀逍遥丸等调理。

（肖　珊）

第五节 盆腔炎性疾病

【概述】

女性上生殖道的一组感染性疾病,称为"盆腔炎性疾病",主要包括子宫内膜炎、输卵管炎、输卵管卵巢炎、输卵管卵巢脓肿或囊肿、盆腔腹膜炎等。

【主要病因病机】

急性盆腔炎的主要发病机制为热、毒、湿交结,与气血相搏,邪正相争;其病变部位在胞宫、胞脉,常见病因为热毒炽盛和湿热瘀结。

盆腔炎性疾病后遗症的主要病机是正气未复,余邪未尽,风寒湿热,虫毒之邪乘虚内侵,致气机不畅,瘀血阻滞,蕴结胞宫、胞脉,反复进退,耗伤气血,缠绵难愈。其常见的病因为湿热瘀结、气滞血瘀、寒湿凝滞、气虚血瘀和肾虚血瘀(图 6-13)。

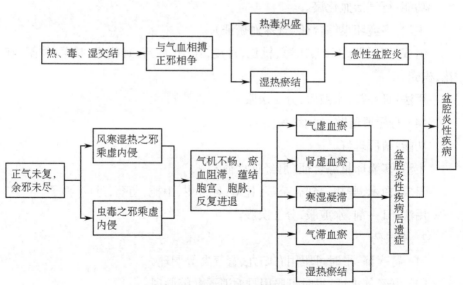

图 6-13 盆腔炎性疾病的主要病因病机

【辨证注意点】

急性盆腔炎辨证以热毒为主,兼有湿、瘀。

盆腔炎性疾病后遗症辨证应根据全身与局部症状,结合体质情况和舌脉,辨其寒热、虚实、脏腑、气血。

【辨证思路】

1. 明确诊断 急性盆腔炎以腹痛、高热、带下量多臭秽为主要临床表现,发病急,病情重,传变快。

盆腔炎性疾病后遗症一般病程较长,反复迁延,临床表现有反复小腹疼痛、不孕等,再结合体征及相关实验室检查可明确诊断。

2. 鉴别诊断 急性盆腔炎应与异位妊娠流产或破裂、急性阑尾炎、卵巢囊肿蒂扭转或破裂等鉴别(表6-6);盆腔炎性疾病后遗症应与子宫内膜异位症、盆腔淤血综合征鉴别(表6-7)。

表 6-6 急性盆腔炎与异位妊娠流产或破裂、急性阑尾炎、
卵巢囊肿蒂扭转或破裂的鉴别诊断

	急性盆腔炎	异位妊娠流产或破裂	急性阑尾炎	卵巢囊肿蒂扭转或破裂
症状	下腹部疼痛,发热,带下多臭秽	有停经史,下腹一侧撕裂样剧痛,阴道不规则流血,甚至晕厥	转移性右下腹疼痛	有卵巢囊肿史,突发下腹一侧剧痛,伴有恶心、呕吐
体征	宫颈充血、水肿、举痛;宫体稍大,压痛,活动受限;子宫一侧或双侧压痛明显,甚至可触及包块,有压痛、不活动	宫颈举痛、摇摆痛;子宫略增大,质稍软;一侧附件区可有轻微压痛,或可扪及质软有压痛的包块	麦氏点压痛、反跳痛	子宫旁可触及张力较大的肿块,同侧子宫外触痛明显,或原有的肿块消失或缩小
相关检查	血常规示白细胞总数及中性粒细胞百分比增高,血沉升高;阴道、盆腔、宫腔分泌物涂片见白细胞,培养见致病菌;后穹隆穿刺可抽出脓液;B超可见盆腔积液或肿块	尿HCG阳性,后穹隆穿刺可抽出暗红色不凝固血液	CT提示阑尾炎等	B超提示卵巢囊肿

表6-7 盆腔炎性疾病后遗症与子宫内膜异位症、盆腔淤血综合征的鉴别诊断

	盆腔炎性疾病后遗症	子宫内膜异位症	盆腔淤血综合征
病史	盆腔炎性疾病、阴道炎等妇科感染史,或妇科手术史,或不洁性生活史,或邻近器官的炎症病变史	一般有长期痛经病史	病程较长
症状	下腹部疼痛或坠胀痛,常在劳累、性交后及月经前后加剧或复发,可伴有低热起伏,带下增多,月经紊乱,痛经,经量过多,肛门坠胀,异位妊娠和不孕等	一般腹痛见于经期,呈渐进性疼痛加剧,性交痛明显	可见长期下腹疼痛、腰骶痛
体征	子宫一侧或两侧附件片状增厚或条索状增粗,有轻微压痛,或可触及囊性肿块、活动多受限;子宫常呈后倾、后屈,活动受限或粘连固定;宫骶韧带常增粗、变硬,有触痛	宫体后壁、宫骶韧带可扪及触痛性结节,一侧或两侧附件有囊性包块	
相关检查	B超:部分可提示有盆腔积液等	B超、MRI等影像学检查,血清CA125等可资鉴别诊断	盆腔静脉造影术、腹腔镜检查可确诊

3. 辨证论治 急性盆腔炎治疗应辨病与辨证相结合,以清热解毒为主,利湿化瘀为辅;治疗需及时、彻底,以免病情加重,危及生命。盆腔炎性疾病后遗症治疗以活血化瘀为主,注重内外合治,应顾及正气,注重心身调和,避免复感外邪(图6-14)。

【病例思维程序示范】

患者,女,24岁。

主诉:腹痛1日。

患者行人流术后2周,昨日下腹疼痛拒按,伴高热寒战,带下量多,赤白如脓血,质黏稠,臭秽;咽干口苦,大便秘结,小便短赤;测体温:38.5℃,妇科检查示:宫颈举痛(+),宫体压痛(+)。查血常规提示白细胞、中性粒细胞、CRP明显升高。B超未见明显异常。舌红,苔黄厚,脉滑数。

辨证思维程序:

第一步:明确诊断。

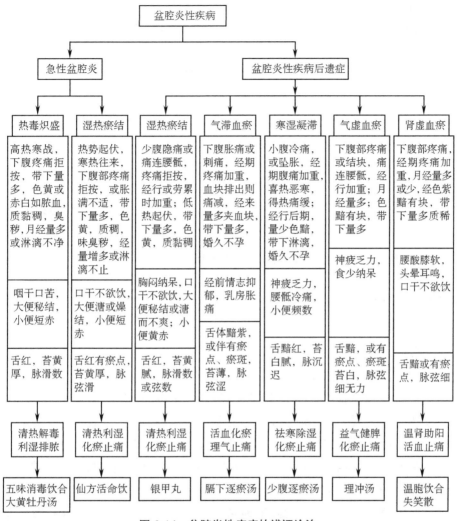

图 6-14　盆腔炎性疾病的辨证论治

急性盆腔炎以腹痛、高热、带下量多臭秽为主要临床表现,发病急,病情重,传变快。

患者下腹疼痛 1 日,发热。患者术后,热毒直中冲任、胞宫,与气血相搏结,邪正交争,故高热寒战,下腹疼痛拒按;热毒损伤任、带二脉,使任脉不固,带脉失约,则带下量多,色黄或赤白如脓血,质黏臭秽;热灼津液则咽干口苦,便秘溲赤;舌脉均为热毒炽盛之征象。故本病诊断为急性盆腔炎,辨证属热毒炽盛证。

第二步:可做哪些检查。

可做妇科检查、B超、血常规等检查。妇科检查示:宫颈举痛(+),宫体压痛(+);血常规提示白细胞、中性粒细胞、CRP明显升高。

第三步:辨证论治。

因辨证为热毒炽盛,治当清热解毒,利湿排脓,方选五味消毒饮合大黄牡丹汤。

处方:蒲公英30g,金银花15g,野菊花9g,紫花地丁15g,紫背天葵子12g,大黄9g,丹皮12g,桃仁15g,冬瓜仁9g,芒硝15g。7剂。

用法:日一剂,水煎服,分2次服。

(自拟医案)

盆腔炎性疾病的诊治流程总结如图6-15所示。

【典型医案】

蔡小荪医案

患者,女,32岁。

初诊:2011年8月11日。

患者少腹两侧隐痛7年。15岁初潮,月经正常,痛经,已婚5年,未避孕1年未孕,末次月经7月16日,平素时感双侧少腹隐痛7年,右侧较甚,劳累后霉菌性阴道炎易发。2011年3月26日B超示:盆腔积液14mm。脉略细,苔略黄厚,质偏红。西医诊断:慢性盆腔炎;中医诊断:妇人腹痛,证属瘀热内蕴证。拟清瘀育肾,经净后服。

处方:黄芪12g,云苓12g,生地黄10g,怀牛膝10g,路路通10g,败酱草12g,红藤12g,麦冬12g,桂枝2.5g,椿根皮12g,仙灵脾12g,蛇床子10g。7剂,水煎服,每日1剂,分早晚2次服用,每次200ml。

二诊(2011年8月25日):末次月经8月12日,时届中期,左少腹时有隐痛,脉细,苔薄,质偏红,有齿印,再拟益肾培元。

处方:炒潞党参12g,炒白术10g,云苓12g,生地黄、熟地黄各10g,仙茅10g,仙灵脾12g,巴戟天10g,肉苁蓉10g,鹿角霜10g,青陈皮4.5g。14剂,煎服法同上,经期停用。

三诊(2011年9月8日):患者服药后腹痛稀发,带下减少,无气味,经期将届,基础体温不稳,脉略数,苔薄,边尖红,拟益肾通络,经净后服。

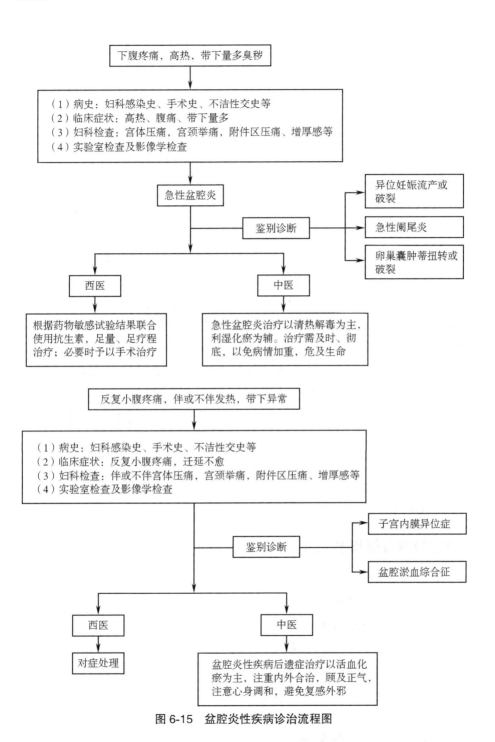

图 6-15 盆腔炎性疾病诊治流程图

处方:炒潞党参 12g,炒白术 10g,云苓 12g,生地黄 10g,炒怀牛膝 10g,路路通 10g,王不留行子(包煎)10g,桂枝 3g,败酱草 12g,青皮、陈皮各 4.5g,仙灵脾 12g,巴戟天 10g,蛇床子 12g,麦冬 10g。7 剂,煎服法同上。

四诊(2011 年 9 月 29 日):末次月经 9 月 23 日,经行逾期,11 天净,略感口干,余无所苦,前方尚有,脉细略数,舌边尖红,拟益肾培元。

处方:云苓 12g,生地黄、熟地黄各 10g,仙茅 10g,仙灵脾 12g,制龟板 10g,鹿角霜 10g,巴戟 10g,肉苁蓉 10g,泽泻 10g,女贞子 10g,杜仲 12g。14 剂,煎服法同上,经期停用。

随访:上方加减治疗 3 个月,患者腹痛显著缓解,基础体温渐稳。B 超复查子宫附件未见明显异常。

按语:蔡老治疗该病初诊经净后以清热解毒为主,但因患者本病已 7 年余,且疲劳易诱发霉菌性阴道炎,属体虚,《景岳全书》云:"五脏之伤,穷必及肾",肾气不固则膀胱、带脉、冲任等失于固摄控制,宣通失利;肾气虚弱,卫外失司,则外邪易于侵袭,妇人腹痛则易见反复发作,加之患者婚久不育、肾气亏虚不固,《济阴纲目》曰:"经事来而腹痛者,经事不来而腹亦痛者,皆血之不调故也,欲调其血,先调其气"。故蔡老在患者黄体期以育肾培元以补肾阳、扶正气,方中取杜仲、桑寄生、肉苁蓉、仙灵脾补肾益气,固精填髓,《本草汇言》云:"凡下焦之虚,非杜仲不补;下焦之湿,非杜仲不利;足胫之酸,非杜仲不去;腰膝之痛,非杜仲不除,补肝益肾,诚为要药"。兼以清热理气之法清热解毒、化瘀止痛,达到标本兼治的效果。

[姜春雷,冯丽伟,曹阳,等.蔡小荪治疗妇人腹痛的经验[J].中华中医药杂志,2016,31(9):3575-3577.]

【常用经典方剂及中成药】

1. 经典方剂

(1)薏苡附子败酱散(《金匮要略》)

功能:利湿清热,活血祛瘀。

主治:妇人腹痛(湿热瘀滞)。

组成:薏苡仁、附子、败酱草。

用法:日一剂,水煎服,分 2 次服。

(2)越鞠丸(《丹溪心法》)

功能:疏肝理气,合营调经。

主治：妇人腹痛（肝气郁结证）。

组成：香附、川芎、苍术、神曲、栀子。

用法：日一剂，水煎服，分2次服。

2. 中成药

（1）内服：湿热瘀结证者平时可用妇科千金片、花红片、妇炎康片、妇乐颗粒、金刚藤胶囊等调理。

（2）外用：湿热瘀结证者平时可用保妇康栓、康妇消炎栓等纳肛止痛。

（郭姗姗）

第六节　阴　挺

【概述】

子宫下脱，甚则脱出阴户以外，或阴道壁膨出，前者为子宫脱垂，后者为阴道壁膨出，统称"阴挺"。西医学子宫脱垂、阴道前后壁膨出可参照本病论治。

【主要病因病机】

本病的主要病因病机为气虚下陷或肾虚不固，致胞络受损，不能提摄子宫（图6-16）。

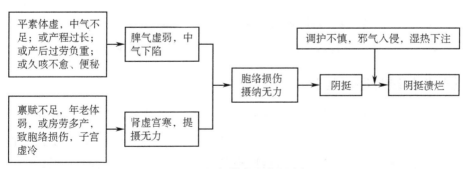

图6-16　阴挺的主要病因病机

【辨证注意点】

本病应根据伴随症状及舌脉进行辨证。需注意阴挺日久，若调护不慎，邪气入侵,则湿热下注,可致溃烂。

【辨证思路】

1. 结合病史、症状,强调妇科检查的重要性。询问病史、症状、妇科检查情况,以患者平卧用力向下屏气时子宫下降的最低点为分度标准。

临床分度:

Ⅰ度　轻型:宫颈外口距处女膜缘小于4cm,未达处女膜缘。

　　　重型:宫颈已达处女膜缘,阴道口可见子宫颈。

Ⅱ度　轻型:宫颈脱出阴道口,宫体仍在阴道内。

　　　重型:部分宫体脱出阴道口外。

Ⅲ度　宫颈与宫体全部脱出阴道口外。

2. 辨证要点　本病以气虚及肾虚为本,可兼有湿热之标证。

3. 鉴别诊断　需要与宫颈延长、阴道壁囊肿、宫颈肌瘤及子宫黏膜下肌瘤相鉴别(表6-8)。

表6-8　阴挺与其他疾病的鉴别诊断

	阴挺	宫颈延长	阴道壁囊肿	宫颈肌瘤及子宫黏膜下肌瘤
妇科检查	妇科检查可见子宫不同程度脱出于阴道外	宫体仍在盆腔内,阴道内宫颈延长	阴道壁肿物呈囊性,壁薄,边界清楚,位置固定	阴道内鲜红色质硬球状物,表面找不到宫颈口,在其周围或一侧可扪及扩张变薄的宫颈边缘

4. 辨证论治　本病遵“虚者补之,陷者举之,脱者固之”的治疗原则,治法以益气升提、补肾固脱为主,兼湿热者,佐以清热利湿(图6-17)。

【病例思维程序示范】

患者女性,47岁,农村妇女,既往生育4胎,长期从事农事劳动。近3个月久站或拎重物后出现阴道有物块脱出,休息后可自行回纳,伴腰酸,小腹坠胀感,小便频数,时夜间耳鸣。舌淡红,苔薄,脉沉细。妇科检查:阴道:畅;宫颈:脱出阴道口3cm,未见宫体;子宫:前位,常大;附件区无压痛及包块。

辨证思维程序:

第一步:明确诊断、分型及临床分度。

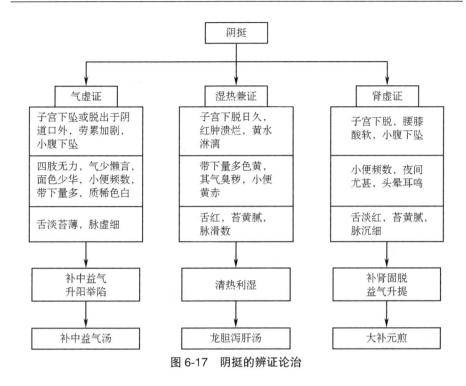

图 6-17　阴挺的辨证论治

患者中年女性,多产,长期从事农事劳动,近 3 个月久站或拎重物后出现阴道有物块脱出,妇科检查示阴道内未见异物,宫颈脱出阴道口,未见宫体。属于Ⅱ度轻型。肾藏精而系胞,肾虚则冲任不固,带脉失约而致子宫脱出,小腹坠胀;肾与膀胱相表里,肾虚则膀胱气化失司故见小便频数。故结合患者病史、妇科检查及舌脉,此患者诊断为阴挺肾虚证。

第二步:可做哪些检查。

可以做 B 超检查了解子宫及附件情况。

第三步:辨证论治。

因辨证为肾虚证,治当补肾固脱,益气升提,方选大补元煎。

处方:党参 15g,山药 15g,熟地 15g,杜仲 9g,当归 15g,山茱萸 15g,枸杞 15g,炙甘草 6g。7 剂。

用法:日一剂,水煎服,分 2 次服。

（自拟医案）

阴挺的诊治流程总结如图 6-18 所示。

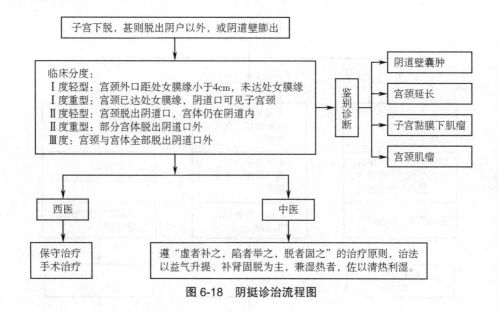

图 6-18　阴挺诊治流程图

【典型医案】

李祥云医案

唐某,女,57岁,已婚。

初诊:2013 年 7 月 2 日。

患者绝经 6 年,自觉阴部有物脱出 6 年。患者绝经后阴部时常有空坠感,一次负重之后自觉有"茄状物"下脱于阴道口,之后劳累或长时间行走后时常出现阴道有物脱出,休息平卧后可自行回纳。就诊时患者神疲乏力,面色㿠白,夜寐欠佳,胃纳二便无殊。舌淡,苔薄,脉细。妇科检查:外阴经产式,阴道前后壁膨出,宫颈肥大,轻度糜烂,未见宫颈脱出,加压后子宫大部分脱出,子宫萎缩,附件区无殊。治拟益气、升提、举陷。

处方:党参 12g,黄芪 15g,升麻 9g,柴胡 12g,茯苓 12g,五倍子 6g,五味子 6g,白术 12g,白芍 12g,合欢皮 30g。14 剂。

二诊(7 月 16 日):服上方后下坠感明显减轻,大便等腹压增加时仍有物下脱,腰酸,夜寐多梦,苔薄,脉细。

处方:原方加黄精 12g,熟地 12g。14 剂。

连续服药后再无子宫下脱,精神转佳,面色渐华。

按语:李老认为,该患者老年体弱,本已脏气渐虚,且有脾胃之患多年,脾胃虚弱、气血不足,脾主肌肉,脾虚不健,肌肉不丰,盆底组织萎软松弛。加之长期劳累,操持家务等诱因后出现"用力太过,其气下陷",再者七七之后冲任已虚,现元气下陷,带脉失约,损伤包络及肾气。治疗当根据"虚者补之、陷者举之、脱者固之"的原则。方中党参、黄芪补中益气,白术、茯苓燥湿健脾,白芍养血和营,协助参芪益气养血。升麻、柴胡性轻清,主升散,两药以气胜,在此用之者,乃借其升发之气,振动清阳,提其下陷,使下脱、下垂之证自复其位。五倍子、五味子则起到收涩,防脱固脱之效。

（李祥云.妇科疑难病治验录［M］.北京:人民卫生出版社,2016.）

【常用经典方剂及中成药】

1. 经典方剂

（1）补中益气汤（《脾胃论》）

功能:补中益气,升阳举陷。

主治:阴挺（气虚证）。

组成:人参,黄芪,白术,当归,陈皮,升麻,柴胡,炙甘草。

用法:日一剂,水煎服,分2次服。

（2）大补元煎（《景岳全书》）

功能:补血填精,益气升提。

主治:阴挺（肾虚证）。

组成:人参,山药,熟地,杜仲,当归,山茱萸,枸杞,炙甘草。

用法:日一剂,水煎服,分2次服。

2. 中成药

（1）肾虚证:平时可用金匮肾气丸调理。

（2）气虚证:平时可用补中益气丸调理。

（陈逸嘉）

第七节　阴　疮

【概述】

妇人阴户生疮,局部红肿、热痛,或化脓腐烂,脓水淋漓,甚则溃疡如虫蚀;或者凝结成块,冷肿稀水,不能敛口,或者肿块位于阴道边侧,如有蚕茧,统称

"阴疮"。西医学急慢性外阴溃疡、前庭大腺炎、前庭大腺囊肿可参照本病论治。

【主要病因病机】

本病的主要病因病机为湿热下注,蕴结成毒,或正气虚弱,寒湿凝结(图6-19)。

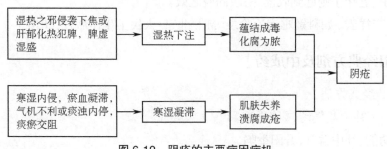

图6-19 阴疮的主要病因病机

【辨证注意点】

本病辨证应分清湿热与寒湿。湿热多因下焦感受湿热或肝郁化热,蕴结成毒,化腐为脓,而成阴疮;寒湿多因久居湿地,或冒雨涉水,寒湿凝滞,痰浊内停,日久溃腐,而成阴疮。

【辨证思路】

1. 分清阴证、阳证,辨别善证、恶证 通过询问病史、结合症状及妇科检查以明确诊断。发病急,外阴红肿热痛,脓水淋漓为湿热,属阳证;外阴溃破处质硬,不痛不痒,日久不消为寒湿,属阴证。溃疡症轻,毒浅,体健者多属善证;疮疡溃腐,久不收敛,脓水淋漓,恶臭难闻多属恶证。

2. 鉴别诊断 本病需要与阴痒、梅毒、狐惑病相鉴别(表6-9)。

表6-9 阴疮与阴痒、梅毒、狐惑病的鉴别诊断

	阴疮	阴痒	梅毒	狐惑病
症状、体征、检查结果	外阴结块、肿痛,或局部溃破,黄水淋漓	外阴瘙痒为主,可伴有皮肤溃破,无肿块	有性乱史或感染史,外阴溃烂表现为硬下疳,梅毒血清试验阳性,活检可见梅毒螺旋体	以口腔、眼、生殖道黏膜溃疡性损害为主

3. 辨证论治

本病治疗应根据"热者清之，寒者温之，坚者消之，虚者补之，下陷者托之"的原则，采用内外合治的方法（图 6-20）。

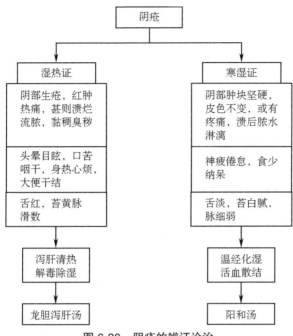

图 6-20　阴疮的辨证论治

【病例思维程序示范】

患者许某，女性，42 岁，因"外阴结块肿痛 5 天，加重 1 天"就诊。患者 2006 年曾因左侧前庭大腺脓肿于妇产科医院行造口术治疗。5 天前患者骑车摩擦后出现左侧外阴结块肿胀疼痛，伴发热，心烦，大便干结。舌红，苔黄脉滑数。妇科检查：左侧大阴唇肿胀，大小约 3cm×3cm，质软，触痛明显，小阴唇内侧有波动感。

辨证思维程序：

第一步：明确诊断，辨清寒热、善恶。

患者既往阴户破损，此次摄生不慎，湿热之邪浸淫阴户，郁结成疮，故见外阴结块肿胀、疼痛；湿热蕴结，邪正相争故见发热；热盛伤津故见大便干结。舌红，苔黄脉滑数均为湿热佐证。故结合患者病史、妇科检查及舌脉，诊断为阴疮,辨证为湿热证。

第二步:可做哪些检查。

可以做血常规、分泌物培养、性病检查帮助明确诊断及指导用药。

第三步:辨证论治。

本病属于阴疮湿热证,治当泻肝清热,解毒除湿,方选龙胆泻肝汤加减。

处方:龙胆草 9g,黄芩 12g,山栀 9g,生地 12g,知母 9g,柴胡 9g,当归 9g,车前子 12g,蒲公英 15g。7 剂。

用法:日一剂,水煎服,分 2 次服。

（自拟医案）

阴疮的诊治流程总结如图 6-21 所示。

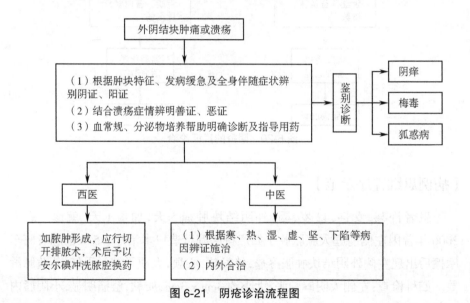

图 6-21　阴疮诊治流程图

【典型医案】

刘奉五医案

郑某,女,29 岁。

初诊:1987 年 9 月 10 日。

患者已婚,自游泳后,感觉外阴不适,胀痛 3 天,曾用高锰酸钾稀释液冲洗局部,未见效果。今日疼痛且胀加重,不发烧。平日月经尚调,偶有痛经。末次月经8月20日至8月25日,经量适中,夹有血块,色黯红。经前烦急,带下偏多,质稠,色黄,二便调。舌质黯,苔薄黄,脉弦略数。妇科检查:大阴唇右侧下1/3处红肿,触痛明显,略有波动感,阴道分泌物较多。中医辨证:湿热蕴结,气血瘀滞。治拟:清利湿热解毒,行气活血散结。

处方:败酱草15g,连翘20g,金银花15g,赤芍6g,赤小豆15g,丹皮6g,白芷3g,没药3g,冬瓜仁20g。3剂,水煎服,日1剂,分3次服。

另:每剂药煎煮两煎后,再加水继续煎煮,待温,用其药液熏洗局部,早晚各1次。药后症状缓解,为巩固疗效,又进3剂,以后继服盆腔炎冲剂半月余,随访至今未再发作。

按语:刘老认为,本病的产生责之于湿热互结,气血壅滞,流注阴户。本例病证乃由于湿热壅结,气血运行受阻所致。其症状表现,一方面是带下偏多,质稠,色黄,经前烦急,苔薄黄,脉弦略数等湿热证;另一方面是偶有痛经,经血夹有血块,局部红肿,疼痛,舌黯等气血壅滞不畅证。局部红肿疼痛已有不明显的波动感,说明虽尚未成脓,已有成脓趋势,治疗时必考虑在先,防止脓肿形成。方中用败酱草、连翘、金银花清热解毒,取连翘清热之中又有散结之力,消除湿热之结;用赤小豆、冬瓜仁,利水解毒,渗湿排脓,因其入血分,所以又能清热凉血;湿热之邪阻滞气血的运行,壅塞不通,故用赤芍、丹皮清热凉血、活血行气,一助清热解毒之品清血中之热,二助散结凉血之品散血中之瘀;为促进气血的流畅,消除瘀滞,方中又以少量白芷、没药活血行气。再用第三煎药液熏洗局部,目的在于加强局部治疗。内外同治,病处缓解后,又以盆腔炎冲剂清利湿热、活血化瘀,巩固疗效,故病愈而未再复发。

[张淑敏.运用刘奉五老医生经验方一案[J].北京中医药杂志,1989,3(15):33.]

【常用经典方剂及中成药】

1. 经典方剂

(1)龙胆泻肝汤(《医宗金鉴》)

功能:泻肝清热,解毒除湿。

主治:阴疮(湿热证)。

组成:龙胆草,山栀,车前子,木通,泽泻,生地,当归,甘草,柴胡。

用法:日一剂,水煎服,分2次服。

（2）阳和汤（《外科全生集》）

功能：温经化湿,活血散结。

主治：阴疮（寒湿证）。

组成：熟地,鹿角胶,姜炭,肉桂,麻黄,白芥子,甘草。

用法：日一剂,水煎服,分2次服。

2. 中成药

湿热证：平时以金黄膏外敷。

（陈逸嘉）

参考文献

［1］安丹丹,赵瑞华.赵瑞华中医药治疗子宫内膜异位症的临证经验[J].中华中医药杂志,
　　2016,31（11）:4584-4586.

［2］蔡小荪.中华名中医治病囊秘——蔡小荪卷[M].上海:文汇出版社,2000.

［3］陈少春.何子淮女科经验集[M].杭州:浙江科学技术出版社,1982.

［4］单静华,何嘉琳.何嘉琳治疗妊娠病验案三则[J].浙江中医杂志,2014,49（12）:879-
　　880.

［5］丰有吉,沈铿.妇产科学[M].3版.北京:人民卫生出版社,2015.

［6］冯俊丽,付晓君,付澎丽.褚玉霞教授治疗产后抑郁经验[J].中医研究,2017,30（5）:
　　50-51.

［7］哈荔田.哈荔田妇科医案医话选[M].天津:天津科学技术出版社,1982.

［8］哈荔田.哈荔田妇科医案医论选[M].北京:中国科技医药出版社,2014.

［9］韩延华,韩延博.百灵妇科传真[M].北京:中国中医药出版社,2007.

［10］姜春雷,冯丽伟,曹阳,等.蔡小荪治疗妇人腹痛的经验[J].中华中医药杂志,2016,
　　31（9）:3575-3577.

［11］解丽菲,欧飞微,熊曼玲,等.导师运用苍附导痰汤治疗妇科疾病经验总结[J].云南
　　中医中药杂志,2018,39（11）:99-101.

［12］靖虎,张昭.带下过少阴道干涩治验[J].内蒙古中医药,1998,4（17）:18.

［13］李瑾.夏桂成教授治疗慢性盆腔炎的经验介绍[J].新中医,2011,43（4）:143-144.

［14］李祥云,马毓俊.李祥云妇科疑难病诊疗笔谈[M].上海:上海科学技术出版社,2019.

［15］李祥云.妇科疑难病治验录[M].北京:人民卫生出版社,2016.

［16］李祥云.产后自汗症异治三则[J].上海中医药杂志,1987,（4）:23.

［17］李志玲.中药内外结合治疗经行风疹块53例[J].中医药学报.2009,37（5）:85-86.

［18］凌博越,傅萍.傅萍治疗产后抑郁经验[J].浙江中医药大学学报,2018,42（7）:519-521.

［19］刘成全,顾润环.黄芪桂枝五物汤治疗妇科病验案举隅[J].中医药导报,2016,22（19）:
　　103-105.

［20］罗颂平,刘雁峰.中医妇科学[M].3版.北京:人民卫生出版社,2016.

［21］罗颂平,谈勇.中医妇科学[M].2版.北京:人民卫生出版社,2012.

227

［22］罗颂平，许丽绵，邓高丕．中医妇科名家医著医案导读［M］．北京：人民军医出版社，
      2006.

［23］罗颂平，张玉珍．罗元恺妇科经验集［M］．上海：上海科学技术出版社，2005.

［24］门波，孙自学．门成福妇男科临证良方经验录［M］．郑州：中原农民出版社，2015.

［25］倪寅，张宏，李艳．李艳治疗盆腔炎性疾病后遗症经验撷菁［J］．中医药临床杂志，
      2019,31（7）:1261-1263.

［26］上海市中医文献馆．跟名医做临床：妇科难病（二）［M］．北京：中国中医药出版社，2011.

［27］沈桂园，王邦才．王邦才辨治产后抑郁经验介绍［J］．新中医，2018,50（11）:255-256.

［28］王隆卉，蔡小荪．蔡小荪治疗子宫内膜异位症经验［J］．世界中医药，2007,（5）:282-283.

［29］王庆阁，翟凤霞．胡玉荃治疗子宫腺肌病验案2则［J］．中国中医药现代远程教育，
      2018,16（10）:77-79.

［30］王轶蓉，王秀云．王秀云桂枝龙骨牡蛎汤治疗妇科杂证［J］．实用中医内科杂志，
      2015,29（7）:23-25.

［31］吴品琮，吴毓骦．吴氏妇科精粹.［M］．浙江：宁波出版社，2008.

［32］夏桂成．夏桂成中医妇科诊疗手册［M］．北京：中国中医药出版社，2017.

［33］夏桂成．中医妇科理论与实践［M］．北京：人民卫生出版社，2003.

［34］谢幸，苟文丽．妇产科学［M］.8版．北京：人民卫生出版社，2013.

［35］徐莲薇．陈大年论治中医妇科疾病拾萃［M］．北京：人民卫生出版社，2017.

［36］杨洁，王东梅．清热降逆法治疗经行吐衄一则［J］．中国民族民间医药，2016,25（7）:38.

［37］杨英英，胡晓华．胡晓华教授治疗慢性盆腔炎的经验介绍［J］．中国中医药现代远程
      教育，2015,13（4）:39-40.

［38］杨悦娅．朱南孙治疗多囊卵巢综合征的思路与方法［J］．上海中医药杂志，2006,40（1）:
      43-44.

［39］张淑敏．运用刘奉五老医生经验方一案［J］．北京中医药杂志，1989,3（15）:33.

［40］中国中医研究院．蒲辅周医案［M］．北京：人民卫生出版社，2005.

［41］中国中医研究院西苑医院．钱伯煊妇科医案［M］．北京：人民卫生出版社，2006.

［42］朱南孙，朱荣达．朱小南妇科经验选［M］．北京：人民卫生出版社，2005.

［43］朱南孙．中华名中医治病囊秘——朱南孙卷［M］．上海：文汇出版社，2000.

［44］朱南孙．朱南孙妇科临床秘验［M］．北京：中国医药科技出版社，1994.

［45］朱颖．金季玲教授调治月经病经验谈［J］．甘肃中医，2010,23（11）:13-14.

［46］诸小丽．脱花煎合平胃散加味治疗胎死腹中验案1例［J］．浙江中医药大学学报，2016,
      40（5）:386-388.